乡镇卫生院卫生技术人员在职培训系列教材

全科常见症状诊断、治疗、转诊思路培训指导

主　编：李　雪　袁雅冬　席　彪
副主编：马少卫　聂子元　王　卿
编　者（按姓氏拼音顺序排列）：
　　　　崔史杰（河北医科大学研究生院）
　　　　段建召（河北医科大学第二医院）
　　　　宫小薇（河北医科大学第二医院）
　　　　郭建云（河北省张北县医院）
　　　　郝慧瑶（河北医科大学第二医院）
　　　　焦晓丹（河北医科大学第二医院）
　　　　李　琛（河北医科大学第二医院）
　　　　李　雪（河北医科大学第二医院）
　　　　马少卫（河北医科大学第二医院）
　　　　聂子元（河北医科大学第二医院）
　　　　王　卿（河北医科大学第二医院）
　　　　席　彪（河北省医科大学）
　　　　袁雅冬（河北医科大学第二医院）
　　　　张海中（河北医科大学第二医院）

中国协和医科大学出版社

图书在版编目（CIP）数据

全科常见症状诊断、治疗、转诊思路培训指导／李雪，袁雅冬，席彪主编. —北京：中国协和医科大学出版社，2017.9

ISBN 978-7-5679-0828-4

Ⅰ. ①全…　Ⅱ. ①李…　②袁…　③席…　Ⅲ. ①常见病-诊疗　Ⅳ. ①R4

中国版本图书馆 CIP 数据核字（2017）第 167619 号

乡镇卫生院卫生技术人员在职培训系列教材

全科常见症状诊断、治疗、转诊思路培训指导

主　　编：李　雪　袁雅冬　席　彪
责任编辑：吴桂梅

出版发行　中国协和医科大学出版社
　　　　　　（北京东单三条九号　邮编 100730　电话 65260431）
网　　址：www. pumcp. com
经　　销：新华书店总店北京发行所
印　　刷：北京朝阳印刷厂有限责任公司

开　　本：787×1092　　1/16 开
印　　张：13. 25
字　　数：260 千字
版　　次：2017 年 9 月第 1 版
印　　次：2017 年 9 月第 1 次印刷
定　　价：35. 00 元

ISBN 978-7-5679-0828-4

前　　言

　　调查发现，基层全科医生在临床诊断、治疗、转诊培训方面有较大需求，这也是影响他们医疗质量的关键问题。为了帮助基层全科医生提高临床诊断和治疗能力，我们专门编写了这本《全科常见症状诊断、治疗、转诊思路培训指导》，希望能够对基层全科医生有所裨益。

　　病人首诊时往往陈述的是身体的主要不适，而且这些身体不适就是临床上的症状或体征，因此，本书选择了 35 个基层首诊常见症状，按照临床思路和程序逐步展开分析判断，在不断提出假设、寻找证据、论证假设过程中建立正确的临床思维。特别是希望通过不断的诊断、治疗、转诊相互关联的临床训练中，强化循证观念和科学理念。

　　这是我们为基层卫生专业技术人员提供的第九本培训指导，可谓量身定制。本书以临床规律为指导，以基层卫生服务机构的基本条件为基础，以广大全科医生的需求为出发点，通过内容的指引，促进全科医疗工作在正确的轨道上不断提升。

　　我们将不断努力，坚持深入基层调查研究，坚持听取全科医生的意见，坚持为基层医疗卫生专业人员提供更多实用而有价值的教学材料和产品。

席　彪

目　　录

1. 发热 ··· 1

2. 皮肤黏膜出血 ··· 11

3. 水肿 ·· 16

4. 咳嗽 ·· 22

5. 咯血 ·· 30

6. 胸痛 ·· 37

7. 发绀 ·· 46

8. 呼吸困难 ·· 51

9. 心悸 ·· 58

10. 恶心与呕吐 ··· 62

11. 吞咽困难 ·· 66

12. 呕血 ··· 70

13. 便血 ··· 74

14. 腹痛 ··· 79

15. 腹泻 ··· 92

16. 便秘 ··· 95

17. 黄疸 ··· 97

18. 腰背痛 ··· 100

19. 关节痛 ··· 107

20. 血尿 ··· 112

21. 尿频、尿急、尿痛 ··· 117

22. 少尿、无尿、多尿 ··· 120

23. 尿失禁 ··· 127

24. 排尿困难 ·· 130

25. 肥胖 ··· 134

26. 消瘦 ··· 140

27. 头痛 ··· 147

28. 眩晕 ……………………………………………………… 156

29. 晕厥 ……………………………………………………… 162

30. 抽搐与惊厥 ……………………………………………… 170

31. 意识障碍 ………………………………………………… 179

32. 皮疹 ……………………………………………………… 186

33. 贫血 ……………………………………………………… 192

34. 全血细胞减少 …………………………………………… 197

35. 耳聋、耳鸣 ……………………………………………… 201

1. 发　热

一、概述

发热是指人的体温升高超过正常范围。正常人体温相对恒定，一般在 36~37℃，由于测量部位不同而有所差异，腋窝温度为 36~37℃，口腔温度 36.3~37.2℃，直肠温度为 36.5~37.7℃。不同时间、不同状态体温略有差异，下午体温较早晨稍高，剧烈运动、劳动或进餐后体温也可略升高，但一般 24 小时内波动范围不超过 1℃。根据体温的高低（以口腔温度为准），把发热分为：低热（37.3~38℃）、中等热度（38.1~39℃）、高热（39.1~41℃）、超高热（41℃以上）。

二、病因

发热的症状诊断并不复杂，医师通过患者问诊、测量体温可以做出诊断。发热的病因诊断最为重要，只有查明病因，才能合理和有效地治疗发热。其病因通常分为感染性和非感染性两类，感染性最多见，非感染性发热虽然所占比例不大，但原因复杂多样（图 1-1）。

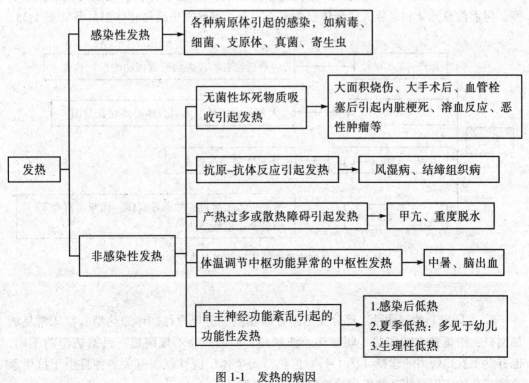

图 1-1　发热的病因

三、诊断思路

第一步：针对发热本身问诊，初步判断疾病类别

1. 询问发热起病缓急、病程长短：发热起病急、病程少于2周者，主要由感染引起，病毒感染多见，但也要警惕其他感染性疾病，如尿路感染、细菌性肺炎等。其次注意非感染性疾病，如肿瘤和结缔组织病。如果发热持续3周以上，体温多次超过38.3℃（腋温），经过至少1周细致地检查仍不能明确诊断，称为不明原因发热（fever unknown origin，FUO）。临床表现缺乏特征性，乡镇卫生院实验室检查有一定的局限性，往往需转诊上级医院（图1-2）。

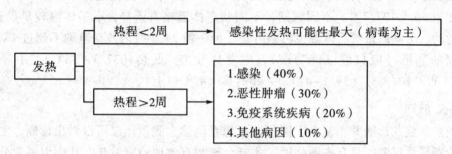

图1-2　发热的临床诊治流程（根据热程判断）

2. 询问热度高低：根据患者发热程度高低协助判断是否存在感染及可能的感染类型。但需注意儿童和老年人由于体温调节能力差，更易发生高热和体温过低（图1-3）。

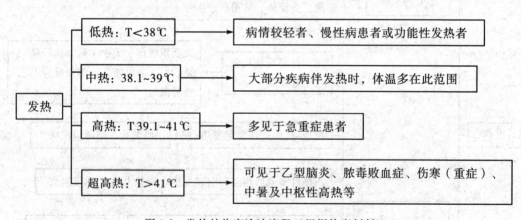

图1-3　发热的临床诊治流程（根据热度判断）

3. 询问发热的规律性：部分发热患者体温呈一定规律性，称为热型。临床常见的热型有：稽留热、弛张热、间歇热、波状热、回归热、不规则热。根据热型的不同，也有助于发热病因的诊断（图1-4）。但热型与个体反应性强弱有关，并且由于抗生素及解热药的应用可使某些疾病的热型变得不典型。

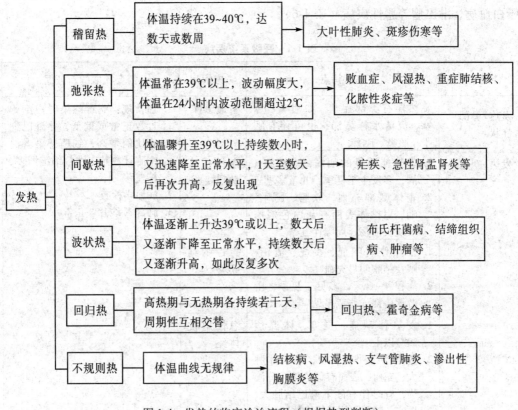

图 1-4　发热的临床诊治流程（根据热型判断）

4. 询问发热诱因和加重或缓解因素：有受凉或风险接触史者考虑为感染性疾病。

第二步：结合发热伴随症状和体征进一步缩小疾病范围

1. 伴有咳嗽、咳痰、胸痛、咯血，考虑为呼吸系统疾病，如急性上呼吸道感染、肺炎（表 1-1）。

2. 伴有腹痛、腹泻、呕吐考虑消化系统疾病，如阑尾炎、胆囊炎、肝脓肿等（表 1-2）。

3. 伴有尿频、尿急、尿痛、腰痛、血尿，考虑为泌尿系统疾病，如膀胱炎、输尿管炎、肾炎（表 1-3）。

4. 伴有皮疹、关节红肿、关节疼痛、关节畸形、肌肉疼痛考虑为风湿性疾病，此类患者多表现不典型，部分可出现为长期低热，伴急性感染时可有高热，除列表中的系统性红斑狼疮、干燥综合征、成人 Still 病也需除外，但此类疾病诊断较为困难，需转诊上级医院进一步查自身抗体、免疫球蛋白、补体等项目（表 1-4）。

5. 伴头痛、头晕等神经系统症状，或出现意识障碍者，常见于颅内感染、感染中毒性脑病、颅内出血等，病情紧急，需立即转诊上级医院（表 1-5）。

6. 伴淋巴结肿大、肝脾大，多见于传染性疾病或血液系统疾病。如为①局部淋巴结肿大：压痛、界清，多见于炎症；质地较硬、无压痛，见于转移癌、淋巴瘤。②全身性淋巴结肿大：有压痛，见于传染性单核细胞增多症；无压痛或者压痛不明显，见于白血病、淋巴瘤等恶性疾病（表1-6）。

表1-1　呼吸系统疾病

伴随症状	临床特点	考虑疾病	需要获取的新证据
发热+鼻部症状	发热伴有鼻部症状，如喷嚏、鼻塞、流清水样鼻涕；也可伴有咽干、咳嗽、咽痒	普通感冒	1. 血常规：病毒感染时白细胞计数正常或偏低，伴淋巴细胞比例增高；细菌感染者白细胞计数与中性粒细胞增多，核左移 2. 病原学检查 3. 胸部X线片：正常
发热+咽痛	1. 发热伴明显的咽痛，病程约1周，多发生于夏季，儿童多见 2. 查体咽部充血，软腭、腭垂、咽、扁桃体表面有灰白色疱疹及浅表溃疡，周围伴红晕	急性疱疹性咽峡炎	
	1. 发热伴有咽痛、畏光、流泪，咽及结膜明显充血 2. 病程4~6天，多见于夏季，由游泳传播，儿童多见	急性咽结膜炎	
	1. 发热伴咽痛、畏寒，体温达39℃以上 2. 查体咽部明显充血，扁桃体肿大、充血，表面有黄色脓性分泌物，有时伴有颌下淋巴结肿大、压痛，肺部查体无异常体征	急性扁桃体炎	
发热+咳嗽、咳痰	1. 发热、咳嗽、咳痰，或原有呼吸道疾病症状加重，并出现脓性痰，伴或不伴胸痛 2. 查体有肺实变体征和（或）闻及湿性啰音	肺炎	1. 血常规：白细胞数量 > $10 \times 10^9/L$ 或 < $4 \times 10^9/L$，伴或不伴细胞核左移 2. 胸部影像学：片状、斑片状浸润性阴影或间质性改变 上述临床特点及血常规中任何一项，加胸部影像学，并除外肺部其他疾病后，可明确临床诊断
	1. 高热、畏寒、咳嗽、咳大量脓臭痰 2. 有口腔手术、昏迷呕吐或异物吸入史	肺脓肿	1. 血常规：白细胞计数正常或增多 2. 胸部X线：浓密的炎症阴影中有坏死、空洞、气液平面
	1. 发热、胸痛、呼吸急促、周身不适、食欲不振 2. 患侧呼吸运动减弱，胸部语颤减弱，叩诊呈浊音，听诊呼吸音减弱或消失	脓胸	1. 血常规：白细胞计数正常或增多 2. 胸部X线：少量胸腔积液可见肋膈角消失的模糊阴影；积液量多时可见肺组织受压萎陷，积液呈外高内低的弧形阴影；大量积液使患侧胸部呈一片均匀模糊阴影，纵隔向健侧移位

伴随症状	临床特点	考虑疾病	需要获取的新证据
低热+盗汗、乏力	1. 午后低热、盗汗、疲乏无力、体重减轻，女性患者可有月经失调或闭经 2. 可伴有少量咯血或大咯血 3. 可有胸膜性胸痛	肺结核	1. 胸部 X 线：病变多发生在上叶的尖后段、下叶的背段和后基底段，呈多态性，密度不匀，消散缓慢，可形成空洞或肺内播散 2. PPD 试验：强阳性 3. 痰涂片：找到结核分枝杆菌 4. γ-干扰素释放试验：阳性

表 1-2　消化系统疾病

伴随症状	临床特点	考虑疾病	需要获取的新证据
发热+右上腹痛	1. 发热 2. Murphy 征阳性 3. 皮肤、巩膜黄染	胆囊炎、胆囊结石	1. 血胆红素、尿胆原升高 2. 血白细胞增多 3. 肝胆 B 超：胆囊增大、囊壁增厚，可见结石
弛张热+肝区叩击痛	1. 弛张热、寒战 2. 肝区持续性钝痛或胀痛 3. 恶心、呕吐、食欲减退 4. 查体肝区叩击痛、肝大	肝脓肿	1. 血常规白细胞或中性粒细胞增多 2. 生化：转氨酶和血清胆红素常升高 3. 腹部 CT、B 超可见肝区脓肿形成
发热+转移性右下腹痛	1. 转移性右下腹痛 2. 随后出现发热 3. 查体右下腹固定压痛，可有反跳痛及肌紧张	阑尾炎	1. 血常规白细胞或中性粒细胞增高 2. 阑尾 CT、B 超可见阑尾肿大、溃疡等

表 1-3　泌尿系统疾病

伴随症状	临床特点	考虑疾病	需要获取的新证据
发热+尿频、尿急、尿痛	1. 发病突然，有尿频、尿急、尿痛，尿路烧灼感，可见终末血尿 2. 体温正常或低热 3. 查体：耻骨上膀胱区可有压痛，但无腰部压痛，可有尿道脓性分泌物	急性细菌性膀胱炎	尿沉渣白细胞增多，也可有红细胞；尿细菌培养可见细菌；肾功能一般正常

续 表

伴随症状	临床特点	考虑疾病	需要获取的新证据
发热+腰痛	1. 发热：突然发生寒战、高热，体温上升至 39℃，伴有头痛、全身痛及恶心、呕吐 2. 腰痛呈单侧或双侧，有明显的肾区压痛、肋脊角叩痛 3. 由上行感染所致的急性肾盂肾炎发病时即出现尿频、尿急、尿痛、血尿	急性肾盂肾炎	1. 血常规白细胞增高，中性粒细胞增多 2. 尿液检查有白细胞、红细胞、蛋白、管型及细菌 3. 尿细菌培养每毫升尿菌落在 10^5 以上

表 1-4　风湿性疾病

伴随症状	临床特点	考虑疾病	需要获取的新证据
发热+颊部红斑+光过敏	1. 原因不明的反复发热，抗炎退热治疗无效 2. 两颊突出部位固定红斑，扁平或隆起 3. 片状隆起于皮肤的红斑，呈盘状，黏附有角质脱屑和毛囊栓 4. 日光照射有反应，引起皮疹 5. 无痛性口腔或鼻咽部溃疡 6. 非侵蚀性关节炎，累及 2 个或更多的外周关节，有压痛、肿胀或积液 7. 胸膜炎或心包炎 8. 癫痫发作或精神症状 上述症状可能并不同时出现	系统性红斑狼疮	1. 肾脏病变：尿蛋白>0.5g/24h 或有管型 2. 血液学改变：溶血性贫血，或白细胞减少，或淋巴细胞减少，或血小板减少 3. 免疫学异常：抗 ds-DNA 抗体阳性，或抗 Sm 抗体阳性，或抗磷脂抗体阳性 4. 抗核抗体：效价异常 上述实验室检查及临床特点中有 4 项或 4 项以上符合者可诊断
发热+肌痛、肌无力	1. 原因不明的发热，热型不定 2. 骨骼肌受累为主要特征，包括四肢近端肌肉、颈部屈肌、脊柱旁肌肉、咽部肌肉、呼吸肌等，表现为肌无力、肌肉压痛 3. 特异性皮肤表现：①上眼睑和眶周可有特殊的水肿性淡紫色斑；②四肢关节的伸侧面可见红斑性鳞屑性疹。其他表现还有肩背部、颈部、前胸领口"V"字区弥漫性红斑	多发性肌炎/皮肌炎	1. 血清肌酶谱增高 2. 肌电图示肌源性损害 3. 肌炎特异性自身抗体阳性 4. 肌肉活检（上级医院）

表1-5 发热伴头痛、头晕等神经系统症状

伴随症状	临床特点	考虑疾病	需要获取的新证据
发热+精神行为异常	1. 起病急，病情重，前驱症状有发热（38~40℃）、上呼吸道感染 2. 精神和行为异常、认识功能障碍，或癫痫发作 3. 可有口唇疱疹病史 4. 查体高级智能和精神行为障碍，轻度脑膜刺激征	疱疹病毒性脑炎	1. 脑电图：脑电波异常，常表现为弥漫性高波幅慢波 2. 头颅CT或MRI：一侧或两侧颞叶和（或）额叶低密度灶，边界不清 3. 脑脊液：白细胞数轻度增多，以淋巴细胞或单核细胞为主，糖和氯化物基本正常
发热+头痛+脑膜刺激征	1. 夏秋季高发，急性或亚急性起病 2. 体温一般不超过40℃，年龄越大病情越重 3. 剧烈头痛、恶心、呕吐、脑膜刺激征 4. 病毒感染的全身症状，如畏光、肌痛等	病毒性脑膜炎	1. 脑脊液：淋巴细胞轻度增多，蛋白含量轻度增高，糖和氯化物含量正常 2. 头颅CT：阴性
	1. 急性起病 2. 高热、寒战 3. 头痛、呕吐、意识障碍、抽搐，脑膜刺激征	化脓性脑膜炎	1. 脑脊液：以中性粒细胞为主的白细胞计数明显升高 2. 脑脊液培养查找病原菌

表1-6 传染性疾病和血液系统疾病

伴随症状	临床特点	考虑疾病	需要获取的新证据
发热+淋巴结肿大+咽峡炎	1. 低至中等程度的发热，热型不规则，热程数日至数周 2. 浅表淋巴结肿大 3. 咽峡炎 4. 部分病人可伴有肝脾大	传染性单核细胞增多症	1. 血常规：白细胞数正常或升高，淋巴细胞绝对值增高，异性淋巴细胞超过10% 2. 嗜异性凝集试验（HAT）：阳性 3. 病原学：EBV特异性抗体阳性
发热+皮疹	与鼠类直接和间接接触史，进入疫区或2个月以内有疫区居住史，潜伏期2周左右，典型病例表现为发热、出血和肾脏损害三类主要症状，以及发热、低血压休克、少尿、多尿、恢复期共五期经过 1. 发热期：表现为感染中毒症状，颜面、颈、胸部充血，重者呈醉酒貌，腋下和胸背部出血，呈搔抓样、条索点状瘀斑、球结膜水肿，肾脏损害表现为蛋白尿、血尿和少尿倾向，肝脏损害 2. 低血压休克期：发热4~6日后体温渐退，其他症状反而加重，部分出现低血压或休克	流行性出血热	1. 血常规：白细胞增多，血小板减少 2. 尿常规：尿蛋白阳性，镜检可见红细胞、白细胞、管型 3. 肝肾功能可有损伤 4. 血清特异性抗体可检出阳性 5. 病原学：汉坦病毒检测

续 表

伴随症状	临床特点	考虑疾病	需要获取的新证据
发热+出血+贫血	1. 低热，也可达 39~40℃，热型不定 2. 出血可发生在全身各个部位，以皮肤瘀点、瘀斑、鼻出血、齿龈出血、月经过多多见，也可有广泛性出血及颅内、内脏出血 3. 贫血呈进行性 4. 查体：可有贫血貌，全身皮肤黏膜出血点及瘀斑，淋巴结、肝脾大，关节骨骼疼痛，胸骨压痛	白血病	1. 血常规：大部分患者白细胞增高，也有少数患者白细胞计数正常或减少，血片分类检查见原始和（或）幼稚细胞 2. 骨髓象：原始细胞占全部骨髓有核细胞≥20% 3. 转上级医院
发热+无痛性淋巴结肿大	1. 发热伴有盗汗、体重减轻（6个月以内体重减轻10%以上） 2. 无痛性淋巴结肿大，浅表淋巴结肿大最为常见 3. 深部淋巴结肿大或结节病变	淋巴瘤	1. 血常规：轻度或中度贫血，少数白细胞轻度或明显增加，伴中性粒细胞增多 2. 骨髓涂片：RS 细胞 3. 病理检查明确诊断（转上级医院）

注意事项：

1. 药物热常见的如别嘌醇、抗组胺药物、巴比妥类、头孢菌素类、西咪替丁、甲基多巴、青霉素类、异烟肼等。一般停药后 48 小时药物热会减轻。

2. 感染性疾病在老年患者或非常小的患者经常表现症状和体征不典型，而病情恶化快。

3. 免疫缺陷、免疫抑制性患者感染风险高，包括机会性感染。

4. 发热相关的症状包括出汗、畏寒、寒战和头痛。

第三步：确诊疾病后治疗方案的选择

针对发热本身的治疗：①如病人情况允许，最好在查明病因后针对病因治疗。②解热镇痛药物，如布洛芬、乙酰氨基酚、吲哚美辛、双氯芬酸等退热药物治疗。③注意摄入充足液体量。④详细治疗方案见表 1-7~表 1-12。

表 1-7　呼吸系统疾病

疾病名称	治疗方案
普通感冒 急性疱疹性咽峡炎 急性咽结膜炎 急性扁桃体炎	呼吸道病毒感染，目前尚无特效抗病毒药物，以对症治疗和中医治疗为主 1. 对症治疗：休息、解热镇痛、抗鼻塞等 2. 病因治疗：抗病毒药物有一定疗效，如有细菌感染可酌情选用抗菌药物 3. 中医治疗

续　表

疾病名称	治疗方案
肺炎	1. 尽快（4~8小时内）给予抗菌药物 2. 初始治疗2~3天后进行临床评估，根据患者病情变化调整抗菌药物 3. 对症支持治疗：退热、止咳化痰、吸氧 4. 考虑为重症肺炎或常规治疗无效时应转诊上级医院
肺脓肿	1. 积极控制感染，合理应用抗生素 2. 痰液引流：体位引流，辅以祛痰药、雾化吸入和支气管镜吸引 3. 支持治疗：加强营养，提高免疫力
脓胸	控制感染，引流胸腔积液，使肺复张，恢复肺功能
肺结核	转诊专科医院

表 1-8　消化系统疾病

疾病名称	治疗方案
胆囊炎、胆囊结石	1. 禁食、解痉、抗生素等内科治疗 2. 胆囊结石及内科治疗无效的胆囊炎，可手术治疗或转诊上级医院
阑尾炎	手术切除，遇到婴幼儿、老年人、孕妇等病情复杂的患者应转诊上级医院
肝脓肿	1. 非手术治疗适用于急性期肝局限性炎症，脓肿尚未形成者应积极治疗原发病灶，应用抗生素，全身对症支持治疗，B超引导下经皮肝穿刺引流冲洗，注入抗生素 2. 脓肿较大、怀疑破溃等情况应转诊上级医院手术治疗

表 1-9　传染性疾病或血液系统疾病

疾病名称	治疗方案
传染性单核细胞增多症	1. 大多数EBV感染者不需要治疗，注意休息，对症治疗 2. 伴扁桃体显著肿大、自身免疫性溶血、严重血小板减少者可应用糖皮质激素 3. 阿昔洛韦及其衍生物治疗
流行性出血热	按照传染病控制有关规定处理，及时进行传染病报告，开展健康教育等措施。本病目前无特效疗法，主要进行综合性预防性治疗，做到早发现、早休息、早治疗，应就近在有条件的医院治疗，并警惕休克、少尿及出血的发生 1. 发热期：抗病毒治疗；减轻外渗；改善中毒症状；预防DIC 2. 低血压休克期：补充血容量；纠正酸中毒；适当应用血管活性药物和糖皮质激素 3. 少尿期：稳定内环境，维持水电解质、酸碱平衡；促进利尿；透析疗法 4. 多尿期：维持水电解质平衡；预防感染
白血病	转诊上级医院
淋巴瘤	

表 1-10　泌尿系统疾病

疾病名称	治疗方案
单纯性膀胱炎、尿道炎	1. 尽快给予抗菌药物 2. 初始治疗 2~3 天后进行临床评估，根据患者病情变化调整抗菌药物 3. 对症支持治疗：退热、多饮水，勤排尿
急性肾盂肾炎	1. 卧床休息，充分饮水，多排尿 2. 起病急且病情重者应尽早根据医生经验选用抗菌药物，一般首选革兰阴性杆菌有效的抗生素，得到药敏报告后根据药敏调整药物。有败血症时应转诊上级医院

表 1-11　神经系统疾病

疾病名称	治疗方案
疱疹病毒性脑炎	治疗不及时或治疗不充分者，死亡率高达 60%~80%，一旦怀疑此病应转诊上级医院 1. 早期抗病毒治疗：阿昔洛韦、更昔洛韦等 2. 糖皮质激素：采用早期、大量和短程给药原则 3. 对症支持治疗
病毒性脑膜炎	自限性疾病，主要是对症治疗、支持治疗和防治并发症
化脓性脑膜炎	1. 针对病原菌选取足量敏感的抗生素 2. 糖皮质激素 3. 对症支持疗法

表 1-12　风湿性疾病

疾病名称	治疗方案
系统性红斑狼疮	目前还没有根治的办法，该疾病具有高度异质性，临床医生需根据病情轻重程度掌握好治疗的风险与效益，制订具体治疗方案，因此，建议及时转诊上级医院诊治 1. 一般治疗：宣教正确认识疾病，去除影响疾病预后的因素 2. 药物治疗：非甾体抗炎药、糖皮质激素、免疫抑制剂等

第四步：转院指征

发热病因复杂，涉及全身多个脏器，很难在短时间内做出准确判断。当出现下列情况时宜转至大中型综合医院救治：①一般状况衰竭。②高热伴有反复寒战。③伴有严重胸痛、大量咯血等。④伴有严重的肌痛或任何部位的严重疼痛。⑤伴有咽喉疼痛或吞咽困难。⑥出现精神状态改变。⑦伴有频繁呕吐。⑧需要进行支气管镜检查、肺功能检查、病理活检等明确诊断时。⑨怀疑结核杆菌感染时。⑩怀疑肿瘤性疾病时。⑪经治疗后症状无好转的患者。⑫原因不明的发热。

（李　雪　宫小薇）

2

皮肤黏膜出血

2. 皮肤黏膜出血

一、概述

皮肤黏膜出血是指由于机体止血与凝血功能障碍引起的自发性或轻微外伤后出血，血液由毛细血管进入皮肤或黏膜下组织。表现为血液淤积于皮肤或黏膜以下，形成红色或暗红色斑，压之不褪色，视出血面积大小可分为瘀点（亦称出血点，直径不超过2mm）、紫癜（直径 3~5mm）和瘀斑（直径大于 5mm）。

二、诊断思路

皮肤黏膜出血的发病年龄、诱因、出血部位及分布特点、伴随症状在诊断及治疗中至关重要，对以皮肤黏膜出血为主诉的病人，应仔细询问病史，详细查体，常规检查项目包括血常规、尿常规、便常规、DIC 常规、肝功能等，尽快明确病因（图 2-1），进行相应治疗，严密监测患者生命体征，一旦发现休克、意识障碍及时转诊上级医院。皮肤黏膜出血的具体临床思路如下。

第一步：根据发病年龄判断疾病的性质

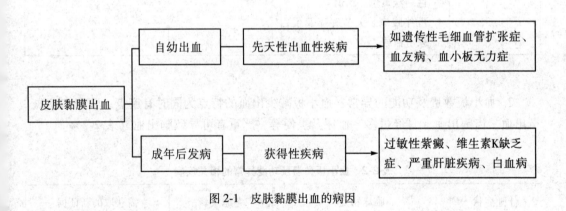

图 2-1　皮肤黏膜出血的病因

第二步：根据伴随症状判断疾病类别

1. 血管壁缺陷：因血管壁功能异常引起的出血特点为皮肤黏膜的瘀点、瘀斑，如遗传性毛细血管扩张症、过敏性紫癜、老年性紫癜、单纯性紫癜等。老年性紫癜常为手、足的伸侧瘀斑；单纯性紫癜为四肢伴慢性偶发瘀斑，常见于女性患者月经期等（表 2-1）。

表 2-1　血管壁缺陷的相关疾病

伴随症状	临床特点	考虑疾病	需获取的新证据
鼻出血+毛细血管扩张	1. 鼻出血 2. 唇、鼻、手指、口腔黏膜毛细血管扩张，不高出皮肤，压之褪色 3. 上消化道或下消化道出血 4. 阳性家族史	遗传性出血性毛细血管扩张症	1. 毛细血管镜见病变部位毛细血管扩张 2. 内脏血管造影、X 线、CT、MRI 等发现成簇毛细血管扩张 3. HHT1 或 HHT2 基因突变
可触性紫癜+急性腹痛	1. 发病前 1~3 周有低热、咽痛、全身乏力及上呼吸道感染史 2. 发病年龄≤20 岁 3. 四肢皮肤紫癜，尤其下肢及臀部成批反复发生、对称分布、大小不等，初呈深红色，通常高出皮肤（"可触性"紫癜），按之不褪色，融合成片，数日内渐变紫色→黄褐色→淡黄色→消退 4. 可伴腹痛、关节肿痛及蛋白尿、血尿	过敏性紫癜	1. 血小板计数、功能及凝血相关检查正常 2. 排除其他原因所致的血管炎及紫癜

2. 血小板数量及功能的异常：血小板减少出血的特点为同时有瘀点、紫癜和瘀斑、鼻出血、齿龈出血、月经过多、血尿及黑便等，严重者可导致脑出血（表 2-2）。

表 2-2　血小板数量及功能异常的相关疾病

伴随症状	临床特点	考虑疾病	需获取的新证据
全身皮肤瘀点、紫癜、瘀斑+广泛性出血	1. 起病隐匿 2. 出血倾向较轻而局限，但反复发生 3. 乏力 4. 查体脾脏不大或轻度增大	特发性血小板减少性紫癜	1. 多次检查血小板计数减少（包括血涂片） 2. 骨髓检查巨核细胞数增多或正常，有成熟障碍 3. 排除血小板减少的其他原因

[]

伴随症状	临床特点	考虑疾病	需获取的新证据
血小板减少性紫癜+神经症状+微血管溶血+肾损害+发热	1. 皮肤黏膜和视网膜出血 2. 神经精神症状变化多端，可表现为头痛、意识紊乱等 3. 微血管溶血表现为皮肤巩膜黄染、尿色加深 4. 肾脏表现可有血尿、蛋白尿及肾损害 5. 发热见于半数病人	血栓性血小板减少性紫癜	1. 血涂片：破碎红细胞>2%，血小板低于50×10⁹/L 2. 血结合珠蛋白降低，血清胆红素升高，LDH升高，血红蛋白尿 3. 出血时间延长，血块退缩不良，束臂试验阳性
出血+贫血+感染	1. 贫血：面色苍白、乏力、头昏、心悸、气短等症状进行性加重 2. 感染：多数患者存在感染，以呼吸道感染为主 3. 出血：皮肤可见出血点或大片瘀斑，口腔黏膜可见血泡，可存在深部脏器出血 4. 查体一般无肝、脾、淋巴结肿大	再生障碍性贫血	1. 全血细胞减少，网织红细胞百分数<0.01，淋巴细胞比例增高 2. 骨穿刺检查提示：多部位骨髓增生低下 3. 除外引起全血细胞减少的其他疾病

3. 凝血因子缺乏或活性减低：因凝血功能障碍引起的出血常表现有内脏、肌肉出血或软组织血肿，亦常有关节腔出血，且常有家族史或肝脏病史（表2-3）。

表2-3 凝血因子缺乏或活性减低的相关疾病

伴随症状	临床特点	考虑疾病	需获取的新证据
出血+血肿压迫+关节出血	1. 男性患者，有或无家族史，有家族史者符合X连锁隐性遗传规律 2. 关节、肌肉、深部组织出血，可呈自发性，或发生于轻度损伤、小型手术后，易引起血肿及关节畸形	血友病	转诊上级医院
紫癜+黄疸	1. 皮肤瘀点、瘀斑、鼻出血、牙龈出血 2. 可见皮肤黏膜黄染 3. 查体可有肝脏肿大（急性肝炎），肝区触痛、叩痛	肝脏疾病	肝功能异常、凝血功能异常、B超或CT示肝脏异常

4. 循环血液中抗凝物质增多（表 2-4）

表 2-4　循环血液中抗凝物质增多的相关疾病

伴随症状	临床特点	考虑疾病	需获取的新证据
肝素应用史+出血+注射肝素部位痛性红斑或坏死	1. 既往应用肝素病史 2. 血小板减少 3. 血栓形成（多位深部静脉血栓，动脉血栓多致脾梗死） 4. 穿刺部位可存在痛性红斑或坏死	肝素相关性血小板减少症	血小板聚集试验阳性；肝素-血小板第 4 因子抗体阳性

5. 纤维蛋白溶解亢进：纤溶蛋白溶解系统的主要作用是溶解沉积在血管内的纤维蛋白，维持血管腔的通畅，防止血栓形成。若纤维蛋白溶解功能过强，则影响正常止血而致出血，临床上以病理状态下的继发性纤溶亢进多见。临床治疗在严密监测凝血功能下适当应用抗纤溶药物。

第三步：确诊疾病后治疗方案的选择（表 2-5）

表 2-5　治疗方案

疾病名称	治疗方案
遗传性出血性毛细血管扩张症	本病无特殊治疗方法，以对症治疗和预防出血为主。对于严重反复出血者可转诊上级医院
过敏性紫癜	1. 消除病因，清除局部病灶 2. 一般治疗：应用抗组胺药（如盐酸异丙嗪、氯苯那敏、阿司唑仑、西咪替丁）及改善血管通透性药物（维生素 C、曲可芦丁等） 3. 糖皮质激素 4. 对症治疗 5. 其他：免疫抑制剂、中药
特发性血小板减少性紫癜	1. 糖皮质激素作为首选治疗：可常规剂量或短疗程大剂量给药 2. 急症治疗：适用于严重、广泛出血；可疑或明确颅内出血；需要紧急手术或分娩者 （1）静脉输注丙种球蛋白 （2）输注血小板 3. 病情严重者转诊上级医院
血栓性血小板减少性紫癜	转诊上级医院

疾病名称	治疗方案
再生障碍性贫血	1. 支持治疗、输血或成分输血 2. 免疫抑制治疗 3. 促造血治疗 4. 造血干细胞抑制
血友病	1. 以替代治疗补充缺失的凝血因子为主 2. 药物治疗：去氨加压素、达那唑、糖皮质激素、抗纤溶药物 3. 外科手术，因反复出血致关节畸形者 4. 预防措施：避免剧烈活动，建立遗传咨询
肝脏疾病	1. 治疗肝病 2. 止血治疗 3. 凝血因子补充
肝素相关性血小板减少症	1. 停用肝素 2. 有血栓形成及早血浆置换去除抗体 3. 使用非肝素特异性凝血酶抑制药 4. 因出血并不常见，故不提倡输注血小板，且输血小板后有增加血栓栓塞的报道 5. 急性期不用华法林或其他香豆素 6. 是否溶栓视情况而定

第四步：转诊指征

①血小板低于 $20 \times 10^9/L$；②近期将实施手术或分娩者；③过敏性紫癜肾炎、过敏性紫癜出现中枢病变者；④出血严重、广泛者，需血管栓塞及外科手术者；⑤疑有或已发生颅内出血者；⑥怀疑血栓性血小板减少性紫癜或重型再生障碍性贫血者；⑦病因诊断不明，需骨髓穿刺等检查明确病因者。

（聂子元）

3. 水　　肿

一、概述

水肿是指过多的体液在组织间隙或体腔中积聚。水肿分为全身性与局限性。当液体在体内组织间隙呈弥散性分布时称为全身性水肿，表现为全身性多部位水肿和皮肤受压后长时间下陷，又称凹陷性水肿；液体积聚在局部组织间隙时呈局部性水肿，局部水肿可由局部的原因引起，也可由全身性疾病所致；胸膜腔、心包腔、腹腔中液体积聚过多，分别称为胸膜积液、心包积液与腹腔积液，是水肿的特殊形式。

二、病因

水肿发生的部位虽然各有差别，但其发生机制是基本相同的。正常情况下，组织间隙液体的量是相对恒定的。这种恒定的维持，是有赖于血管的内外液体和体内外液体交换的平衡。水肿的发生就是由某些疾病引起的这两方面的平衡障碍所造成（图 3-1）。

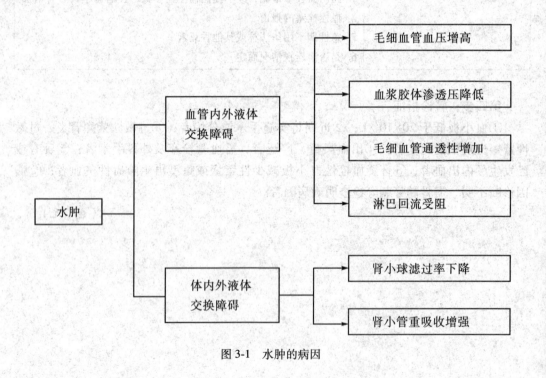

图 3-1　水肿的病因

三、诊断思路

在临床诊疗过程中，应仔细询问病史及水肿进展速度，详细查体，常规进行肝功能、肾功能、电解质、甲状腺功能、心电图、尿常规以及抽取浆膜腔积液等检查，综合判断水肿的原因。若存在多种致水肿的因素时，应判断出主要的致病因素并予以相应的治疗（图 3-2）。

第一步：针对水肿部位问诊，初步判断疾病类别

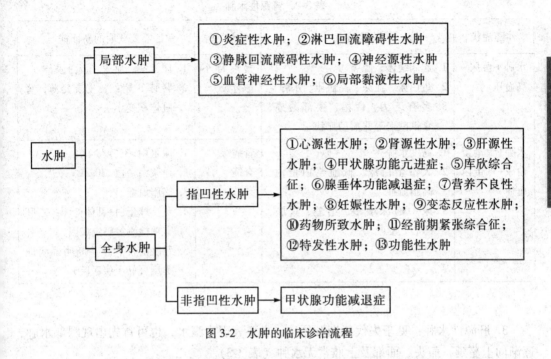

图 3-2 水肿的临床诊治流程

第二步：结合水肿伴随症状进一步判断疾病类别

1. 心源性水肿：主要是右心衰竭，水肿特点是首先出现于身体低垂部位，水肿程度可由于心力衰竭程度而有所不同，可自轻度的踝部水肿以致严重的全身性水肿。最早出现于踝内侧，行走活动后明显，休息后减轻或消失；经常卧床者以腰骶部为明显。颜面一般不出现水肿。水肿为对称性、凹陷性。通常有颈静脉怒张、肝大、静脉压升高。还常见于某些缩窄性心脏疾病，如缩窄性心包炎、心包积液等（表 3-1）。

表 3-1 心源性水肿

伴随症状	临床特点	考虑疾病	需要获取的新证据
水肿+劳力性呼吸困难	1. 身体低垂部位对称性凹陷性水肿伴发绀 2. 劳力性呼吸困难 3. 腹胀、食欲不振、恶心、呕吐等消化道症状 4. 查体肝颈静脉反流征阳性、肝大	右心衰竭	一般依据临床表现可确诊，但需查脑钠肽（BNP）和氨基末端脑钠肽前体（NT-proBNP）、心电图

2. **肾源性水肿**：可见于各型肾炎和肾病。水肿特点是早期晨间起床时有眼睑与颜面水肿，以后很快发展为全身水肿；常有尿常规改变、高血压及肾功能损害的表现（表3-2）。

3 水肿

表3-2　肾源性水肿

伴随症状	临床特点	考虑疾病	需要获取的新证据
水肿+血尿+高血压	1. 起病缓慢、隐袭 2. 蛋白尿、血尿、高血压、水肿 3. 多有乏力、疲倦、腰部酸痛、食欲减退等非典型症状	慢性肾小球肾炎	1. 尿常规：血尿、蛋白尿 2. 肾脏B超：肾皮质变薄，肾脏体积变小
水肿+大量蛋白尿+低蛋白血症	1. 高度水肿 2. 大量蛋白尿、低血浆白蛋白、高脂血症 3. 尿中泡沫增多、纳差、腹胀、恶心、呕吐	肾病综合征	1. 尿蛋白>3.5g/d 2. 血浆白蛋白<30g/L 3. 高脂血症 4. 免疫球蛋白+补体检测，乙肝五项检测等确定病因 5. 肾脏活检病理诊断明确病理类型（转上级医院）

3. **肝源性水肿**：见于失代偿期肝硬化，主要表现为腹水，也可首先出现踝部水肿，逐渐向上蔓延，而头、面部及上肢常无水肿（表3-3）。

表3-3　肝源性水肿

伴随症状	临床特点	考虑疾病	需要获取的新证据
腹水+食欲减退+乏力+腹胀+黄疸	1. 肝功能减退：消化吸收不良、营养不良、黄疸、出血和贫血、内分泌失调 2. 门静脉高压：脾大、腹水、食管-胃底静脉曲张、腹壁静脉曲张等 3. 查体：肝掌、蜘蛛痣、腹壁静脉曲张、双下肢水肿、腹腔移动性浊音阳性	失代偿期肝硬化	1. 肝功能减退：肝细胞受损、胆红素代谢障碍、肝脏合成功能降低 2. 门静脉高压：血小板降低；腹部增强CT或超声显示门静脉内径增宽、门腔侧支循环开放；胃镜显示食管-胃底静脉曲张等

4. **内分泌代谢性水肿**：见于甲状腺功能减退症、甲状腺功能亢进症、原发性醛固酮增多症、腺垂体功能减退症、库欣综合征等（库欣综合征详见肥胖章节）（表3-4）。

表3-4　内分泌代谢性水肿

伴随症状	临床特点	考虑疾病	需要获取的新证据
水肿+畏寒+乏力+便秘	1. 非指凹性水肿，水肿不受体位影响，水肿部位皮肤增厚、粗糙、苍白、温度减低 2. 畏寒、乏力、手足肿胀感、嗜睡、记忆力减退、少汗、关节疼痛、体重增加、便秘，女性月经紊乱，或者月经过多、不孕 3. 查体：表情呆滞、反应迟钝、面色苍白等	甲状腺功能减退症	1. 血清检查：TSH 增高，FT_4减低 2. 甲状腺过氧化物酶抗体（TPOAb）、甲状腺球蛋白抗体（TgAb）确定病因
水肿+易怒+心悸+多汗	1. 高代谢症状和体征：易激动、烦躁失眠、心悸、乏力、怕热、多汗、消瘦、食欲亢进、大便次数增多、女性月经稀少 2. 甲状腺肿大 3. 少数患者出现下肢胫骨前皮肤黏液性水肿	甲状腺功能亢进症	1. 血清检查：TT_4、FT_4增高，TSH 减低 2. ^{131}I 摄取率：总摄取量增加，摄取高峰前移 3. TSH 受体抗体（TRAb）确定病因
水肿+高血压+肌无力	1. 下肢及面部轻度水肿 2. 高血压：随着病情进展血压渐高，对常用降压药效果差 3. 神经肌肉功能障碍：肌无力及周期性瘫痪；肢端麻木，手足搐搦 4. 夜尿增多	原发性醛固酮增多症	1. 血清钾低、尿钾高 2. 确诊需转诊上级医院
水肿+产后闭经无乳+乏力+食欲减退+毛发脱落	1. 面部黏液性水肿，伴上肢水肿 2. 临床表现无特异性性腺功能减退、甲状腺功能减退、肾上腺功能减退表现各异 3. 性腺功能减退：产后大出血病史，产后无乳，月经不再来潮，性欲减退，阴毛、腋毛脱落，男性表现为阳痿、胡须稀少等 4. 甲状腺功能减退：与甲状腺功能减退症相似，但通常无甲状腺肿 5. 肾上腺功能减退：皮肤色素减退、面色苍白、乳晕色素浅淡	腺垂体功能减退症	转诊上级医院

5. 其他

（1）水肿+消瘦+体重减轻：水肿从足部开始逐渐蔓延至全身，伴消瘦、体重减轻等应考虑为营养不良性水肿，做体格测量（体重低下、生长迟缓、消瘦），查血糖、胆固醇、白蛋白、总蛋白量、转铁蛋白、碱性磷酸酶均减低。治疗上去除病因、纠正水及电解质平衡失调、营养支持、促进消化和改善代谢的功能等。

（2）水肿+经前精神症状：育龄妇女在月经来潮前 7~14 天出现眼睑、下肢水肿，月经后减轻或消失应考虑为经前期紧张综合征。应协助患者消除情绪的剧烈波动、合理地调整饮食、应用利尿剂、按摩疗法、饮食补充或子宫内膜切除术。

第三步：确诊疾病后治疗方案的选择（表3-5）

3 水 肿

表 3-5　治疗方案

疾病名称	治疗方案
右心衰竭	1. 基本处理：半卧位或端坐位，双腿下垂；高流量吸氧或无创机械通气；开放静脉通路，心电监护；吗啡镇静；快速利尿；氨茶碱解痉；酌情予洋地黄类药物 2. 血管活性药物 3. 去除诱因
慢性肾小球肾炎	1. 优质蛋白饮食和必需氨基酸治疗 2. 积极控制高血压（<130/80mmHg）和减少尿蛋白（<1g/d） 3. 对症治疗：纠正水电解质和酸碱平衡紊乱、预防感染
肾病综合征	1. 一般治疗：休息、限水限钠、优质蛋白饮食 2. 利尿消肿 3. 减少尿蛋白 4. 降脂治疗 5. 免疫抑制治疗 6. 抗凝治疗
甲状腺功能减退症	1. 一般治疗 2. 替代治疗：左甲状腺素钠或甲状腺素片 3. 黏液性水肿昏迷的治疗
甲状腺功能亢进症	1. 一般治疗：休息、低碘高热量饮食 2. 抗甲状腺药物治疗（咪唑类和硫氧嘧啶类）：适用于轻、中度病情；甲状腺轻、中度肿大；孕妇、高龄或由于其他严重疾病不适宜手术者；手术前和 ^{131}I 治疗前的准备；手术后复发且不适宜 ^{131}I 治疗者 3. 甲状腺肿大 II 度以上或有压迫症状、药物无效、胸骨后甲状腺肿、怀疑恶变、甲状腺危象转诊上级医院
原发性醛固酮增多症	转诊上级医院
腺垂体功能减退症	

第四步： 转院指征

由于水肿病因繁杂，快速、准确地做出病因诊断有一定的困难。当出现下列情况时宜转至大中型综合医院救治：①考虑为内分泌代谢疾病，需做相关检查时。②需要进行特殊检查明确诊断时。③怀疑肝硬化，需要内镜检查。④经治疗后症状无好转的患者。⑤原有水肿症状突然加重，伴随症状增加的患者。

（郝慧瑶）

4. 咳　　嗽

一、概述

咳嗽是机体的防御反射，有利于清除呼吸道分泌物和有害因子，但咳嗽频繁剧烈会影响患者的工作、生活和社会活动，也可使呼吸道感染扩散，导致呼吸道出血等，需引起重视。

痰液是气管、支气管的分泌物或肺泡内的渗出液，通过咳嗽动作将其排出称为咳痰。正常支气管黏膜只分泌少量黏液，使呼吸道黏膜保持湿润，当呼吸道发生炎症时，黏液分泌增多，可含有病原体。

二、病因

引起咳嗽的病因主要为呼吸系统疾病，但是胸部影像学检查无明显异常的慢性咳嗽患者，不仅与呼吸系统疾病有关，还与其他系统的疾病有关（图 4-1）。

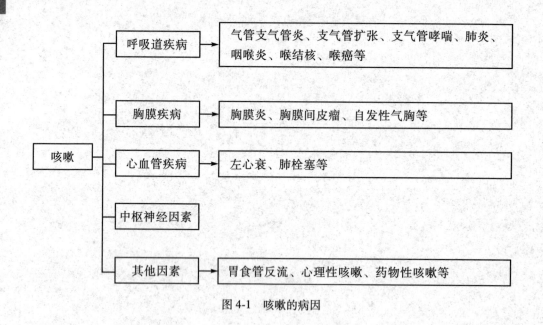

图 4-1　咳嗽的病因

三、诊断思路

在临床诊疗过程中应注意询问咳嗽的时间与节律、音色、性质、诱发或加重因素、体位影响等，并通过询问咳痰的性状和量等协助判断是否存在感染及可能的感染类型。了解职业或环境刺激暴露史，服用 ACEI 类药物或其他药物对诊断也有重要价值。

第一步：针对咳嗽本身问诊，初步判断疾病类别

1. 询问咳嗽时间和性质（图4-2）

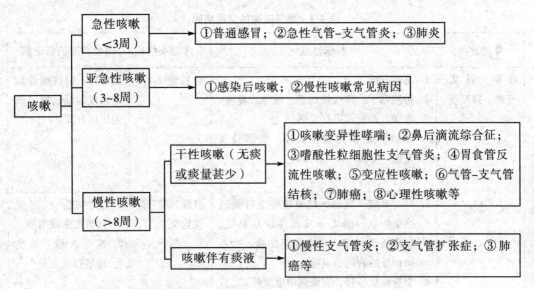

图 4-2 咳嗽的临床诊治流程（根据咳嗽的时间和性质）

2. 询问痰液的性质和量（图4-3）

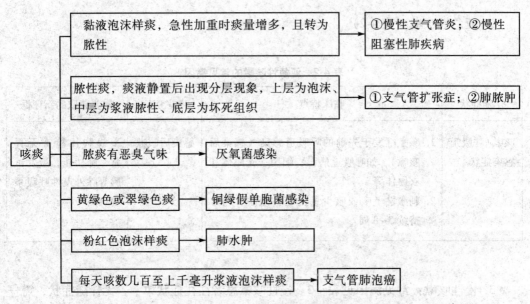

图 4-3 咳嗽的临床诊治流程（根据痰液的性质和量）

第二步：结合咳嗽伴随症状进一步缩小疾病范围

1. 急性咳嗽：病因相对简单，普通感冒、急性气管-支气管炎、肺炎是急性咳嗽最常见的病因（表4-1）。

表 4-1 急性咳嗽的常见病因

伴随症状	临床特点	考虑疾病	需要获取的新证据
咳嗽 + 鼻塞、流涕、打喷嚏	1. 急性起病 2. 初期咽干、痒或烧灼感，咳嗽、鼻塞、流涕，严重者可有发热 3. 体检鼻黏膜充血、水肿，咽部轻度充血	普通感冒	血常规：白细胞计数正常或偏低，淋巴细胞比例升高
	1. 先有鼻塞、流涕、打喷嚏等上呼吸道感染症状，继之干咳或伴少量黏痰，痰量逐渐增多，咳嗽逐渐加剧，有不同程度的胸闷、气喘 2. 全身症状较轻，有低到中度发热 3. 查体可无明显阳性体征，也可闻及散在干、湿性啰音，部位不固定，咳嗽后减少或消失	急性气管-支气管炎	1. 血常规：白细胞计数正常或增多 2. 胸部 X 线：肺纹理增粗或正常

2. 亚急性咳嗽（表4-2）

表 4-2 亚急性咳嗽的常见病因

伴随症状	临床特点	考虑疾病	需要获取的新证据
咳嗽+呼吸道感染症状	1. 咳嗽继发于先前的呼吸道感染（感染后咳嗽），如呼吸道病毒、细菌、支原体和衣原体等 2. 刺激性干咳或咳少量白色黏液痰，通常持续 3~8 周	感染后咳嗽	X 线胸片检查无异常，肺功能、激发试验等除外慢性呼吸系统疾病

3. 慢性咳嗽：常见病因见表4-3。慢性咳嗽患者往往症状单一，无伴随症状，需仔细询问咳嗽性质、诱因等，必要时考虑给予临床诊断性治疗。

4
咳
嗽

表 4-3　慢性咳嗽的常见病因

伴随症状	临床特点	考虑疾病	需要获取的新证据
干性咳嗽+刺激气味诱发	1. 夜间刺激性干咳，呈季节性，感冒、冷空气、灰尘、油烟等容易诱发或加重 2. 有变态反应性疾病（如过敏性鼻炎）或家族过敏史 3. 支气管扩张剂和抗过敏治疗有效	咳嗽变异性哮喘	1. 支气管激发试验或运动激发试验阳性 2. 支气管舒张试验阳性 FEV_1 增加≥12%，且 FEV_1 增加绝对值≥200ml 3. 呼气流量峰值（PEF）日内（或 2 周）变异率≥20% 应至少具备以上 1 项试验阳性
	1. 刺激性干咳：呈阵发性，油烟、灰尘、异味或冷空气、讲话等容易诱发 2. 咽喉发痒 3. 有过敏性疾病史或过敏物质接触史	变应性咳嗽	目前尚无公认的诊断标准，主要是指抗组胺药物及糖皮质激素治疗有效，但不能诊断为支气管哮喘、变应性鼻炎或 EB 的慢性咳嗽者 1. 肺通气功能正常，气道高反应性阴性 2. 变应原皮试阳性 3. 血清总 IgE 或特异性 IgE 增高
	1. 刺激性干咳或伴少量黏痰，油烟、灰尘、异味或冷空气等容易诱发 2. 无气喘、呼吸困难等症状	嗜酸性粒细胞性支气管炎	1. 血常规：嗜酸性粒细胞增多 2. 诱导痰：嗜酸性粒细胞比例增加≥3% 3. 支气管激发试验阴性
干性咳嗽+鼻后滴流+鼻炎病史	1. 发作性或持续性咳嗽，以白天咳嗽为主，入睡后较少咳嗽 2. 鼻后滴流和（或）咽后壁黏液附着感 3. 有鼻炎、鼻窦炎、鼻息肉或慢性咽喉炎等病史 4. 体检咽后壁有黏液附着、鹅卵石样观	鼻后滴流综合征	1. 鼻窦影像学：鼻窦黏膜增厚，鼻窦内出现液平面 2. 喉镜：咽后壁有黏液附着、鹅卵石样观
干性咳嗽+胃灼热、反酸	1. 慢性咳嗽，进食酸性、油腻食物容易诱发或加重 2. 伴有胃灼热、反酸等反流症状 3. 排除咳嗽变异性哮喘、鼻后滴流综合征、嗜酸性粒细胞性支气管炎等疾病，或按这些疾病治疗效果不佳 4. 抗反流治疗（标准剂量质子泵抑制剂，治疗时间不少于 8 周）有效	胃食管反流性咳嗽	1. 胃镜：食管中下段黏膜破损 2. 24 小时食管 pH 值监测

续　表

伴随症状	临床特点	考虑疾病	需要获取的新证据
干性咳嗽+午后低热	1. 慢性刺激性剧烈咳嗽，伴有午后低热、盗汗、消瘦 2. 查体可闻及局限性吸气相干啰音	气管支气管结核	1. 胸部 X 线：气管、主支气管的管壁增厚、管腔狭窄或阻塞 2. 支气管镜：黏膜充血、糜烂、溃疡、组织增生，形成瘢痕和气管狭窄，病灶部位取活检帮助诊断 3. PPD 试验：阳性 4. 痰涂片：找到结核分枝杆菌
干性咳嗽+痰中带血	1. 40 岁以上男性 2. 长期吸烟史 3. 刺激性干咳、痰中带血，或者原有咳嗽性质发生改变，肺泡细胞癌可有大量黏液痰 4. 癌症转移引起的症状：胸痛、声音嘶哑、咽下困难、胸腔积液、Horner 综合征、上腔静脉阻塞综合征等	支气管肺癌	1. 胸部 X 线：类圆形阴影，可有毛刺、分叶等 2. 支气管镜刷检、活检、灌洗、淋巴结穿刺等
干性咳嗽+进行性呼吸困难	1. 干咳或有少许白色黏液痰 2. 进行性呼吸困难，活动后明显 3. 查体双肺中下野可闻及吸气性 Velcro 音，杵状指（趾） 4. 有粉尘、化学物质、鸟粪及动物接触史	弥漫性间质性肺疾病	1. 胸部 X 线：双侧弥漫分布、相对对称的网状或网格状结节影 2. 肺 CT：病变呈网格改变、蜂窝改变，伴或不伴牵拉支气管扩张；病变以胸膜下、基底部分布为主
咳嗽+喘息	1. 慢性或反复咳嗽、咳痰或伴有喘息 2. 每年发病至少 3 个月，并连续 2 年或以上者	慢性支气管炎	1. 胸部 X 线：早期无异常，反复发作者表现为肺纹理增粗、紊乱，呈网状或条索状、斑点状阴影，以双下肺野明显 2. 肺功能：早期无异常，可有小气道阻塞表现，如果出现持续气流受限，则诊断为慢性阻塞性肺疾病
咳嗽+咯血	1. 反复咳嗽、咳脓痰、咯血 2. 查体肺部闻及固定而持久的局限性湿啰音，常有杵状指	支气管扩张症	1. 胸部 X 线：不规则环状透光卷发样改变 2. 肺 CT：支气管扩张

4 咳嗽

4. 其他（表4-4）

表4-4　咳嗽的其他病因

伴随症状	临床特点	考虑疾病	需要获取的新证据
咳嗽+焦虑	1. 小儿相对常见，在儿童1个月以上咳嗽病因中占3%~10% 2. 日间咳嗽，专注于某一事物及夜间休息时咳嗽消失，常伴有焦虑	心理性咳嗽	排他性诊断，只有排除其他可能的诊断后才能考虑此诊断
咳嗽+呼吸困难	1. 初期剧烈呛咳，有时出现憋气、面色青紫，甚至窒息 2. 安静期：轻微咳嗽 3. 炎症期：咳嗽、肺不张、发热 4. 并发症期：高热、脓痰、胸痛、呼吸困难 5. 查体：呼吸动度减弱，主支气管处可闻及哨笛音，患侧肺呼吸音减弱	吸入异物	胸部X线：支气管异物为急症，需转诊上级医院查支气管镜
咳嗽+服用引起咳嗽的药物	1. 干性咳嗽 2. 曾经或正在服用ACEI、胺碘酮、博来霉素等可引起咳嗽的药物 3. 停药后咳嗽减轻或消失，再次用药后咳嗽重新出现	药物性咳嗽	胸部X线：ACEI类引起的咳嗽多无异常；胺碘酮引起的咳嗽可见局部或弥漫性的浸润，逐渐出现肺纹理重或网格样改变；博来霉素引起的咳嗽可见间质性改变

第三步：确诊疾病后治疗方案的选择

在治疗方面，咳嗽、咳脓痰或流脓涕者可用抗生素治疗。多数慢性咳嗽与感染无关，无需使用抗菌药物治疗。咳嗽原因不明或不能除外感染时，慎用口服或静脉糖皮质激素。

1. 急性咳嗽（表4-5）

表4-5　急性咳嗽的治疗方案

疾病名称	治疗方案
普通感冒	呼吸道病毒感染，目前尚无特效抗病毒药物，故以对症治疗为主 1. 对症治疗：休息、解热镇痛、抗鼻塞等 2. 病因治疗：抗病毒药物有一定疗效，如有细菌感染可酌情选用抗细菌药物 3. 中医治疗
急性气管-支气管炎	1. 一般治疗：休息、保暖、多饮水 2. 对症治疗：①镇咳，有痰患者不宜；②祛痰，溴己新等；③解痉、抗过敏，用氨茶碱、马来酸氯苯那敏等 3. 抗菌治疗：青霉素类、头孢菌素、大环内酯类或喹诺酮类等

2. 亚急性咳嗽（表4-6）

表4-6　亚急性咳嗽的治疗方案

疾病名称	治疗方案
感染后咳嗽	1. 常为自限性，多能自行缓解 2. 对于肺炎支原体、肺炎衣原体和百日咳杆菌引起的感染后咳嗽，使用大环内酯类或喹诺酮类抗生素治疗 3. 咳嗽症状明显者可以短期应用镇咳药、抗组胺药物

3. 慢性咳嗽（表4-7）

表4-7　慢性咳嗽的治疗方案

疾病名称	治疗方案
咳嗽变异性哮喘	治疗原则与支气管哮喘治疗相同： 1. 一般治疗 2. 支气管扩张剂 3. 抗炎药物：糖皮质激素、抗白三烯药物等 4. 抗过敏药
变应性咳嗽	1. 抗组胺药物 2. 必要时加用吸入或短期（3~5天）口服糖皮质激素
嗜酸粒细胞性支气管炎	1. 吸入糖皮质激素，二丙酸倍氯米松（每次 250~500μg）或等效剂量的其他糖皮质激素，每日 2 次，持续应用 4 周以上 2. 初始治疗可联合应用泼尼松口服，每天 10~20mg，持续 3~5 天
鼻后滴流综合征	治疗依据导致鼻后滴流综合征的基础疾病而定： 1. 非变应性鼻炎、普通感冒引起者：首选第一代抗组胺药和减充血剂 2. 变应性鼻炎引起者：首选鼻腔吸入糖皮质激素和口服抗组胺药 3. 细菌性鼻窦炎引起者：首先进行抗感染治疗，阿莫西林/克拉维酸钾、头孢类或喹诺酮类 4. 内科治疗效果不佳时治疗原发病
胃食管反流性咳嗽	治疗原则与反流性食管炎治疗相同
气管、支气管结核，支气管肺癌 弥漫性间质性肺疾病	转诊上级医院
慢性支气管炎	1. 预防措施：戒烟和避免烟雾刺激，增强体质，提高免疫力 2. 控制感染 3. 祛痰、止咳 4. 解痉、平喘
支气管扩张症	1. 保持气道通畅，充分排出痰液 2. 积极控制感染 3. 咯血时给予止血治疗 4. 对症治疗

4
咳
嗽

4. 其他（表4-8）

表4-8　其他疾病的治疗方案

疾病名称	治疗方案
心理性咳嗽	1. 儿童患者给予暗示疗法，短期应用止咳药物 2. 成人患者给予心理咨询或精神干预治疗，适当应用抗焦虑药物
吸入异物	立即行异物取出术，对于异物位置较深、并发感染者立即转诊上级医院
药物性咳嗽	停用引起咳嗽的药物

第四步：转院指征

咳嗽病因涉及面广且常以唯一症状出现，因此快速、准确地做出病因诊断有一定的困难。当出现下列情况时宜转至大中型综合医院救治：①伴有严重呼吸困难，怀疑异物吸入时。②伴有持续声音嘶哑时。③怀疑结核杆菌感染时。④怀疑肿瘤性疾病时。⑤经治疗后症状无好转的患者。

（李　雪）

4
咳
嗽

5. 咯　　血

一、概述

咯血是指喉及喉部以下的呼吸道及肺组织任何部位的出血，经口腔咯出。根据咯血量的不同可分为小量咯血（小于100ml/24h）、中等量咯血（100~500ml/24h）、大咯血（大于500ml/24h 或一次咯血 100~500ml）。少量咯血有时仅表现为痰中带血，但咯血量的多少与疾病严重程度不完全一致，在疾病发展过程中，可由小量咯血发展为大咯血，大咯血时血液可从口鼻涌出阻塞呼吸道，造成窒息，危及患者生命，为内科急症，需引起足够重视。

二、病因

大多数咯血由外伤、肉芽肿、钙化淋巴结或肿瘤等破坏肺动脉及其分支引起，常见病因有呼吸系统疾病、循环系统疾病、血液系统疾病及全身系统疾病等，30%的咯血原因不明（图5-1）。

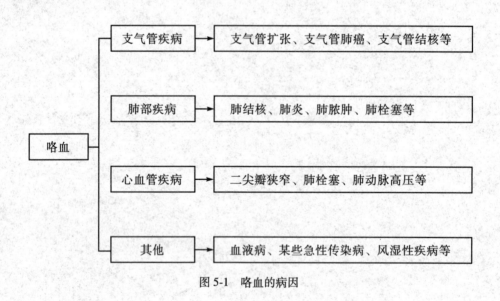

图 5-1　咯血的病因

三、诊断思路

第一步：针对咯血本身问诊，初步判断疾病类别

1. 询问咯血颜色和性状（图5-2）

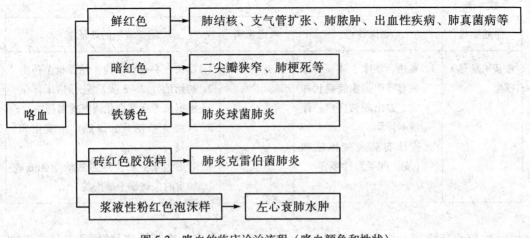

图 5-2　咯血的临床诊治流程（咯血颜色和性状）

2. 询问咯血量（图 5-3）

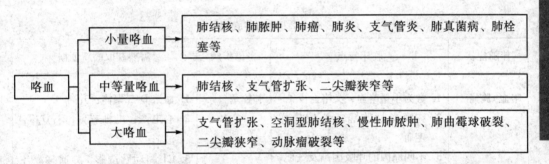

图 5-3　咯血的临床诊治流程（咯血量）

第二步：结合咯血伴随症状进一步缩小疾病范围

1. 咯血伴发热：伴有急性发热、咳嗽、咳痰、胸痛等，考虑肺炎；伴有低热、盗汗、体重下降等，要考虑肺结核（表 5-1）。

表 5-1　咯血伴发热

伴随症状	临床特点	考虑疾病	需要获取的新证据
咯血 + 午后低热	1. 少量咯血或大咯血 2. 全身中毒症状，如午后低热、盗汗、疲乏无力、体重减轻，女性患者可有月经失调或闭经	肺结核	1. 胸部 X 线：病变多发生在上叶的尖后段、下叶的背段和后基底段，呈多态性，密度不匀，消散缓慢，可形成空洞或肺内播散 2. PPD 试验：强阳性 3. γ-干扰素释放试验：阳性 4. 痰涂片：找到结核分枝杆菌

续　表

伴随症状	临床特点	考虑疾病	需要获取的新证据
血痰+发热+咳嗽	1. 发热、咳嗽、咳痰，或原有呼吸道疾病症状加重，并出现脓性痰，伴或不伴胸痛 2. 查体有肺实变体征和（或）闻及湿性啰音	肺炎	1. 尽快（4~8小时内）给予抗菌药物 2. 初始治疗2~3天后进行临床评估，根据患者病情变化调整抗菌药物 3. 对症支持治疗：退热、止咳化痰、吸氧 4. 考虑为重症肺炎或常规治疗无效或加重时应转诊上级医院

2. 咯血伴胸痛：伴突发呼吸困难、胸痛或休克者应考虑肺栓塞/肺梗死；伴有近期体重明显下降的咯血患者，尤其是40岁以上的患者，要首先考虑支气管肺癌或恶性肿瘤肺转移的可能（表5-2）。

表5-2　咯血伴胸痛

伴随症状	临床特点	考虑疾病	需要获取的新证据
咯血+胸痛	1. 常为小量咯血，大咯血少见 2. 胸膜炎性胸痛或心绞痛样疼痛 3. 不明原因的呼吸困难及气促、晕厥 4. 有肺血栓栓塞症的危险因素，如深静脉血栓	肺栓塞	1. 血浆D-二聚体：升高 2. 心电图：电轴右偏，$S_I Q_{III} T_{III}$波形 3. CT肺动脉造影、肺通气灌注扫描可确诊
咯血+刺激性咳嗽+胸痛	1. 40岁以上男性 2. 长期吸烟史 3. 刺激性干咳、痰中带血，或者原有咳嗽性质发生改变 4. 癌症转移引起的症状：胸痛、声音嘶哑、咽下困难、胸腔积液、Horner综合征、上腔静脉阻塞综合征等	支气管肺癌	1. 胸部X线：类圆形阴影，可有毛刺、分叶等 2. 支气管镜刷检、活检、灌洗、淋巴结穿刺等

3. 咯血伴反复咳嗽、咳痰，黄脓痰或脓臭痰，应考虑支气管扩张、肺脓肿（表5-3）。

5 咯血

表 5-3　咯血伴咳痰

伴随症状	临床特点	考虑疾病	需要获取的新证据
咯血+咳脓臭痰	1. 高热、畏寒、咳嗽、咳大量脓臭痰 2. 有口腔手术、昏迷呕吐或异物吸入史	肺脓肿	1. 血常规：白细胞计数正常或增多 2. 胸部 X 线：浓密的炎症阴影中有坏死、空洞、气液平面
咯血+咳脓痰	1. 反复咳嗽、咳脓痰、咯血 2. 查体肺部闻及固定而持久的局限性湿啰音，常有杵状指	支气管扩张症	1. 胸部 X 线：不规则环状透光卷发样改变 2. 肺 CT：支气管扩张

4. 咯血伴皮肤黏膜出血：可见于血液病（如白血病、血小板减少性紫癜、血友病、再生障碍性贫血等）、风湿病（如系统性红斑狼疮）及流行性出血热等（表 5-4）。

表 5-4　咯血伴皮肤黏膜出血

伴随症状	临床特点	考虑疾病	需要获取的新证据
咯血+皮肤黏膜出血	1. 无明显诱因咯血 2. 皮肤黏膜出血点瘀斑，或伤口不易止血	血液病	需查血常规、骨髓象检查
咯血+皮肤黏膜出血+颊部红斑	1. 颊部红斑、盘状红斑、光过敏 2. 反复无痛性口腔溃疡，外周关节压痛肿胀 3. 病情重者可有咯血、皮肤黏膜出血	系统性红斑狼疮	1. 肾脏病变：尿蛋白>0.5g/24h 或有管型 2. 血液学改变：溶血性贫血，或白细胞减少，或淋巴细胞减少，或血小板减少 3. 免疫学异常：抗 ds-DNA 抗体阳性，或抗 Sm 抗体阳性，或抗磷脂抗体阳性 4. 抗核抗体：效价异常

5. 咯血伴黄疸（表 5-5）

表 5-5　咯血伴黄疸

伴随症状	临床特点	考虑疾病	需要获取的新证据
咯血+黄疸	1. 多有鼠类或猪的接触史 2. 早期（钩体败血症期）：起病 1～3 日：高热寒战、头痛、腓肠肌痛、全身乏力、眼结膜充血、淋巴结肿大 3. 中期（脏器损伤期）：起病 3～10 日：肺出血型较常见，有咯血黄疸出血型少见 4. 后期（恢复期）：起病 2 周至 6 个月	钩端螺旋体病	一般依靠流行病学资料和临床表现诊断，对于散发病例需依靠病原体检测

6. 其他（表 5-6）

表 5-6　咯血相关其他疾病

伴随症状	临床特点	考虑疾病	需要获取的新证据
咯血+劳力性呼吸困难	1. 痰中带血或大咯血或粉红色泡沫痰 2. 呼吸困难为最早期的症状，运动、情绪激动易诱发，随病情进展加重 3. 劳力后或夜间睡眠时咳嗽 4. 声嘶，病情进展出现少尿、水肿、腹胀等右心衰竭症状 5. 查体：双颧绀红，心尖区隆隆样舒张期杂音	二尖瓣狭窄	1. 心电图：P 波深度大于 0.12 秒，伴切迹（二尖瓣型 P 波） 2. X 线：左心房增大，肺淤血，肺动脉段突出 3. 心脏超声检查

注意事项：

应排除鼻、口腔等上呼吸道出血，检查口腔与鼻咽部有无出血灶，并与呕血鉴别（表 5-7）。一旦确定为咯血应迅速止血，维持生命体征，防止窒息，尽快明确病因，治疗原发病。

表 5-7   咯血与呕血的鉴别

	咯血	呕血
病因	肺结核、支气管扩张、肺癌等	消化性溃疡、肝硬化、胃黏膜病变等
出血前症状	喉部痒感、胸闷、咳嗽等	上腹部不适、恶心等
出血方式	咯出	呕出
血的颜色	鲜红	暗红色,急性大量呕血时可为鲜红色
血中混有物	痰、泡沫	食物残渣、胃液
酸碱反应	碱性	酸性
黑便	无,若咽下血液较多则可有	有
出血后痰的性状	常有血痰	无痰

第三步:确诊疾病后治疗方案的选择(表 5-8)

1. 咯血的治疗:①一般处理:小量咯血可休息、止咳、镇静,但禁用强镇静剂;中等或大咯血严格卧床休息,患侧卧位,保持气道开放;吸氧,保证排便通畅。②止血药物治疗:血压正常或偏低者可选用垂体后叶素;高血压尤其是合并肺动脉高压者可选用酚妥拉明静脉点滴。此外,其他的止血药物包括血凝酶类、酚磺乙胺、抗纤溶药物、维生素 K_1、鱼精蛋白等。③对于大量咯血患者或药物治疗效果欠佳的患者,在采取上述治疗措施后需紧急转往有呼吸专科的医院进一步诊治(支气管动脉栓塞、外科手术治疗等)。

2. 原发疾病的治疗。

表 5-8   咯血相关疾病的治疗方案

疾病名称	治疗方案
肺结核	转诊专科医院
肺炎	1. 尽快(4~8 小时内)给予抗菌药物 2. 初始治疗 2~3 天后进行临床评估,根据患者病情变化调整抗菌药物 3. 对症支持治疗:退热、止咳化痰、吸氧 4. 考虑为重症肺炎或常规治疗无效或加重时应转诊上级医院
肺栓塞	1. 卧床休息、吸氧、镇痛、保持排便通畅 2. 对于确诊肺栓塞的患者以及尚待进一步确诊的高度和中度可疑肺栓塞患者,如无禁忌,给予肝素、低分子量肝素抗凝治疗 3. 监测生命体征、心电图、血气变化 4. 当难以确诊或怀疑为高危肺栓塞时,尽快转诊上级医院
支气管肺癌	转诊上级医院

续 表

疾病名称	治疗方案
肺脓肿	1. 积极控制感染，合理应用抗生素 2. 痰液引流：体位引流，辅助以祛痰药、雾化吸入和支气管镜吸引 3. 支持治疗：加强营养，提高免疫力
支气管扩张症	1. 保持气道通畅，充分排出痰液 2. 积极控制感染 3. 咯血时给予止血治疗 4. 对症治疗
血液病	转诊上级医院
系统性红斑狼疮	目前还没有根治的办法，该疾病具有高度异质性，临床医生需根据病情轻重程度，掌握好治疗的风险与效益，制订具体治疗方案，因此建议及时转诊上级医院诊治 1. 一般治疗：宣教正确认识疾病，去除影响疾病预后的因素 2. 药物治疗：非甾体抗炎药、糖皮质激素、免疫抑制剂等
钩端螺旋体病	建议"早发现、早诊断、早治疗、就地治疗" 1. 早期口服多西环素、头孢曲松、头孢噻肟或青霉素 G 2. 对症治疗 3. 灭鼠：控制传染源；保护水源和食物：切断传播途径，保护易感人群
二尖瓣狭窄	1. 一般治疗，减少体力活动，限制钠盐摄入，适当应用利尿剂，避免和控制诱发病情加重的因素 2. 急性肺水肿或合并房颤、栓塞时转诊上级医院

第四步：转院指征

①中等量或大咯血时；②病因诊断不清时；③怀疑结核杆菌感染时；④怀疑肿瘤性疾病时；⑤怀疑急性肺水肿时；⑥经治疗后症状无好转的患者。

（李 雪）

5 咯血

6. 胸　痛

一、概述

胸痛是指胸部伤害性的感觉，是最常见的急症之一，涉及多个器官系统。发病年龄、部位、性质、持续时间、影响因素、伴随症状都可以影响胸痛的诊断。因此在临床诊疗过程中，判断以胸痛为主诉的病人，应仔细询问病史，详细查体。常规进行心电图（ECG）、胸片、心肌损伤标志物等检查。

二、病因

胸痛病因繁杂，多数由胸部疾病所致，少数由其他疾病引起。胸痛程度因个体痛阈的差异而不同，与疾病病情轻重程度不完全一致（图6-1）。

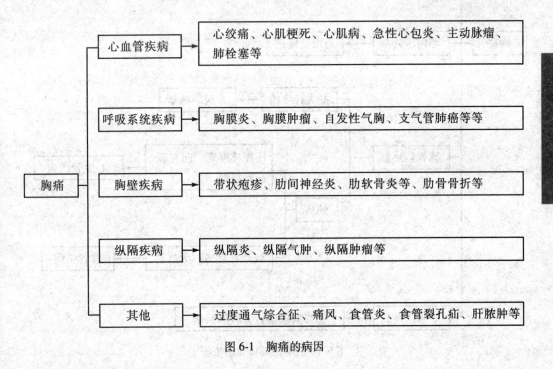

图 6-1　胸痛的病因

三、诊断思路

首先识别危及生命的高危胸痛，如张力性气胸、主动脉夹层、心肌梗死、肺栓塞等。迅速进入快速救治通道。对不能立即明确病因的病人应动态观察及进行相应的检查（图6-2）。

第一步：根据疼痛部位和性质初步判断

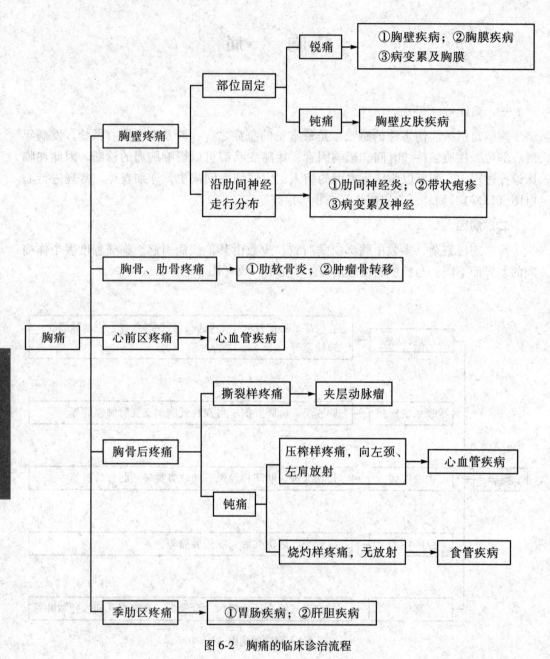

图 6-2 胸痛的临床诊治流程

第二步：结合胸痛伴随症状进一步缩小疾病范围

1. 心血管疾病：心前区或胸骨后胸痛呈压榨样或撕裂样，紧缩感，放射至左颈、左肩、左臂，考虑为心血管疾病（表 6-1）。

表 6-1　心血管疾病

伴随症状	临床特点	考虑疾病	需要获取的新证据
胸痛 + 劳累诱发	疼痛持续时间短（<10 分钟），休息后或含服硝酸甘油迅速缓解	稳定型心绞痛	1. 心电图变化：胸痛发作时相邻两个或两个以上导联心电图 ST 段压低≥0.1mV，胸痛缓解后 ST 段恢复 2. 心肌损伤标志物（心脏特异的肌钙蛋白 T 或 I、肌酸激酶 CK、CKMB）不升高
	运动或自发性胸痛，休息或含服硝酸甘油可迅速缓解	不稳定型心绞痛	1. 胸痛发作时相邻两个或两个以上导联心电图 ST 段压低或抬高>0.1mV，或 T 波倒置≥0.2mV，胸痛缓解后 ST-T 变化可恢复 2. 心肌损伤标志物不升高或未达到心肌梗死诊断水平
	疼痛剧烈，持续时间长，服硝酸甘油无效	心肌梗死	1. 相邻两个或两个以上导联心电图 ST 段抬高≥0.1mv 2. 心肌损伤标志物异常升高
胸痛+心包摩擦音	疼痛与呼吸运动有关、呼吸困难、心动过速和体静脉淤血征或心界扩大、心包摩擦音	急性心包炎	详见呼吸困难章节
胸痛 + 心律失常	1. 劳力性呼吸困难、室上性或室性心律失常、晕厥、黑矇或短瞬间头晕、猝死 2. 查体在胸骨左缘中下段或心尖区内侧闻及较粗糙的喷射性收缩期杂音	肥厚性梗阻型心肌病	心电图：左室肥厚、T 波倒置、ST 段改变、异常 Q 波，可有多种心律失常
胸痛+乏力	1. 胸痛、呼吸困难、乏力、晕厥、水肿 2. 查体有 $P_2>A_2$、颈静脉怒张、肝大压痛、肝颈静脉反流征阳性、下肢水肿及体静脉压升高等	肺动脉高压	心电图：电轴右偏、右心室肥厚 胸片：肺动脉段突出、右下肺动脉增宽
胸痛+高血压	1. 突发的持续剧烈疼痛，呈刀割或者撕裂样，向前胸和背部放射，亦可以延伸至腹部、腰部、下肢和颈部 2. 有高血压或动脉硬化病史	主动脉夹层	需转诊上级医院

6 胸痛

2. 呼吸系统疾病：刀割样疼痛，深吸气或咳嗽时加重，呼气或屏气时变为钝痛或消失，考虑为胸膜疾病或肺实质疾病累及胸膜。病变波及肺底与膈胸膜中央部，疼痛可放射至颈部和同侧肩部（表6-2）。

表6-2 呼吸系统疾病

伴随症状	临床特点	考虑疾病	需要获取的新证据
胸痛＋咳嗽、咳痰、发热	1. 咳嗽、咳痰、发热、胸痛 2. 查体有肺实变体征和（或）闻及湿性啰音	肺炎	1. 胸部影像学：片状、斑片状浸润性阴影或间质性改变 2. 血常规：白细胞数量 $\geq 10 \times 10^9/L$ 或 $< 4 \times 10^9/L$，伴或不伴细胞核左移
胸痛＋患侧呼吸音减弱/消失	1. 胸痛呈针刺样或刀割样，伴不同程度的呼吸困难 2. 查体患侧呼吸音减弱或消失，叩诊呈鼓音或过清音、气管向健侧移位	气胸	详见呼吸困难章节
胸痛＋咯血	1. 胸痛伴呼吸困难、咯血、晕厥 2. 有肺血栓栓塞症的危险因素，如深静脉血栓	肺栓塞或肺梗死	1. 血浆D-二聚体：升高 2. 心电图：电轴右偏，$S_I Q_{III} T_{III}$ 波型 3. CT肺动脉造影、肺通气灌注扫描可确诊
	1. 40岁以上男性 2. 长期吸烟史 3. 刺激性干咳、痰中带血，或者原有咳嗽性质发生改变 4. 癌症转移引起的症状：胸痛、声音嘶哑、咽下困难、胸腔积液、Horner综合征、上腔静脉阻塞综合征等	支气管肺癌	1. 胸部X线：类圆形阴影，可有毛刺、分叶等 2. 支气管镜刷检、活检、灌洗、淋巴结穿刺等
胸痛＋午后低热	1. 有结核病史或结核病接触史 2. 午后低热、干咳、盗汗，随着胸腔积液量的增加胸痛逐渐减轻 3. 查体：有胸腔积液体征	结核性胸膜炎	1. 结核菌素试验阳性 2. 胸腔积液：为渗出液，白细胞数增高，以淋巴细胞和单核细胞为主
胸痛＋胸腔积液	1. 有接触石棉或放疗史 2. 症状无特异性，胸痛、呼吸困难、咳嗽、发热、乏力、体重减轻，随着胸腔积液量的增加胸痛逐渐加重 3. 单侧肺叩诊浊音及呼吸音减弱或消失	胸膜间皮瘤	1. 血常规：贫血、血小板数增多 2. 胸部X线：胸腔积液，胸膜/壁包块

3. 纵隔疾病：胸骨后烧灼样痛，伴反酸、恶心、程度不等的吞咽困难或吞咽时加重，考虑为食管疾病。而原发纵隔肿瘤引起的胸痛症状与肿瘤大小、部位、生长方向和速度、质地、性质等有关，可有胸闷、刺激或压迫呼吸系统、神经系统、大血管、食管的症状，怀疑纵隔疾病时应转诊上级医院查胸部增强CT（表6-3）。

表6-3　纵隔疾病

伴随症状	临床特点	考虑疾病	需要获取的新证据
胸痛+反酸+吞咽困难	1. 胃灼热、反酸、恶心、胸骨后疼痛 2. 平卧或弯腰可加重或诱发疼痛，餐后、夜间常见 3. 服用抗酸剂和促动力药物可减轻或消失	反流性食管炎	详见吞咽困难
	1. 胸骨下后方及上腹部灼热性疼痛，体位性胃液反流 2. 胃内容物误吸，可伴有呼吸道症状 3. 上消化道出血、贫血	食管裂孔疝	
	胸骨后疼痛，吞咽哽噎或进行性吞咽困难	食管癌	转诊上级医院

4. 胸壁疾病：胸痛部位较固定，局部有压痛，可因咳嗽和躯体运动加重，而且疼痛在两次咳嗽间期持续存在考虑胸壁疾病（表6-4）。

表6-4　胸壁疾病

伴随症状	临床特点	考虑疾病	需要获取的新证据
胸痛+局部皮肤红肿	1. 有皮肤或软组织损伤史 2. 局部疼痛伴患处肿胀，表面暗红，界限不清	皮下蜂窝织炎	血常规：白细胞计数增多
胸痛+单侧皮疹	1. 疼痛沿神经走行分布，为刀割样或烧灼样疼痛 2. 沿周围神经分布而排列成带状、簇集成群的水疱，皮疹为单侧性	带状疱疹	多根据病史及皮肤表现诊断
胸痛+皮肤感觉减退	1. 神经痛 2. 肋间皮肤的触觉减退及肌肉发僵、痉挛或挛缩	肋间神经炎	

续　表

伴随症状	临床特点	考虑疾病	需要获取的新证据
胸痛+肋软骨肿大隆起	第2、3、4肋骨软骨交界处压痛，伴肋软骨肿胀或包块，表面皮肤正常	非特异性肋软骨炎	胸部X线检查正常
胸痛+骨擦音和（或）骨擦感+胸外伤史	1. 外伤史 2. 反常呼吸运动 3. 查体：伤侧胸廓局部触痛和胸廓挤压征（+），有骨擦音和骨擦感	肋骨骨折	胸部X线：骨折线
胸痛+骨质破坏	骨质破坏导致的骨性疼痛	急性白血病、骨转移瘤、多发性骨髓瘤	胸部X线：肿瘤骨转移的表现，溶骨性损害、骨质疏松和病理性骨折

5. 其他（表6-5）

表6-5　胸痛相关的其他疾病

伴随症状	临床特点	考虑疾病	需要获取的新证据
胸痛+肝区疼痛	1. 肝肿大 2. 胸痛多在右下胸，侵犯膈肌中心部时疼痛放射至右肩部	肝脓肿	详见发热章节
胸痛+痛风石	1. 胸痛常于饱餐饮酒、受冷受潮后出现，多夜间发作，呈进行性加重，剧痛如刀割样或咬噬样 2. 查体：见痛风石，关节局部发热、红肿及明显触痛	痛风	1. 血尿酸增高 2. X线：受累关节骨软骨缘有圆形或不整齐穿凿样透亮缺损
胸痛+精神症状	胸痛持续数小时或数天，会因劳累、精神紧张加重，伴呼吸急促、乏力、心悸	精神性胸痛	心电图、胸部X线正常

注意事项：

对于就诊时心电图和心肌损伤标志物正常患者，须重复观察6小时后，复查心电图或心肌损伤标志物，对比变化。

第三步：确诊疾病后治疗方案的选择

1. 心血管疾病（表6-6）

6 胸痛

表 6-6 心血管疾病

疾病名称	治疗方案
稳定型心绞痛 不稳定型心绞痛 心肌梗死	1. 吸氧、建立静脉通道、持续心电监测 2. 静脉应用硝酸甘油 3. 迅速缓解疼痛 4. 经上述处理后立即转诊上级医院
急性心包炎	详见呼吸困难章节
肥厚性梗阻性心肌病	1. 基础药物治疗：β 受体阻滞剂、维拉帕米 2. 避免使用强心药物、硝酸酯类药物 3. 药物治疗效果不佳或有恶性心律失常时立即转诊上级医院
肺动脉高压	1. 根据基础疾病情况对症治疗 2. 基础治疗（吸氧、地高辛、利尿剂） 3. 抗凝治疗 4. 重度肺动脉高压、呼吸困难明显者转诊上级医院
主动脉夹层	一旦明确诊断或高度怀疑本病，应立即开始内科处理： 1. 控制疼痛，绝对卧床，避免用力，可选用吗啡、哌替啶（杜冷丁）和镇静剂等，根据疼痛控制情况，可每 6~8 小时重复使用一次，疼痛剧烈的患者可采用镇痛泵 2. 尽快控制血压和心率至可耐受的低限，防止夹层恶化和破裂，二者同步进行：$β_1$ 受体阻滞剂和血管扩张剂联合应用，首先选用静脉给药路径，如选用硝普钠加美托洛尔和（或）乌拉地尔或艾司洛尔等，快速（10 分钟内）将血压降至 140/90mmHg 以下，心率至 70 次/分以下；若病情允许、患者能耐受，逐渐调整剂量，将血压和心率降至 100/70mmHg 和 50 次/分左右 3. 给予基本处理后立即转诊上级医院

6
胸
痛

2. 呼吸系统疾病（表 6-7）

表 6-7 呼吸系统疾病

疾病名称	治疗方案
肺炎	1. 尽快（4~8 小时内）给予抗菌药物 2. 初始治疗 2~3 天后进行临床评估，根据患者病情变化调整抗菌药物 3. 对症支持治疗：退热、止咳化痰、吸氧 4. 考虑为重症肺炎或常规治疗无效或加重时应转诊上级医院
气胸	详见呼吸困难章节

续　表

疾病名称	治疗方案
肺栓塞	1. 卧床休息、吸氧、镇痛、保持排便通畅 2. 对于确诊肺栓塞的患者以及尚待进一步确诊的高度和中度可疑肺栓塞患者，如无禁忌，给予肝素、低分子量肝素抗凝治疗 3. 监测生命体征、心电图、血气变化 4. 当难以确诊或怀疑有巨大栓子时，尽快转诊上级医院
肺癌	转诊上级医院
结核性胸膜炎	1. 早期、联合、规律、足量的抗结核治疗，疗程一般为 6~12 个月 2. 尽早积极进行胸腔穿刺抽液 3. 抗结核治疗后出现严重副作用、结核性脓胸、积液分隔包裹者需转诊上级医院
胸膜间皮瘤	转诊上级医院

3. 纵隔疾病（表6-8）

表6-8　纵隔疾病

疾病名称	治疗方案
反流性食管炎	1. 改变患者不良生活方式 2. 药物治疗：抑酸药（质子泵抑制剂或 H_2 受体拮抗剂）是基本药物，治疗分两个阶段：初始治疗（8~12 周）与维持治疗阶段无效时可加用促动力药，慎用抗胆碱能药物和钙通道阻滞剂等
食管裂孔疝	1. 一般治疗：抬高床头、睡前 3 小时不进食、白天进食后不立即卧床等 2. 药物治疗：抑酸、促动力药物 3. 内科治疗无效时转诊上级医院
食管癌 纵隔肿瘤	转诊上级医院

4. 胸壁疾病（表6-9）

表6-9　胸壁疾病

疾病名称	治疗方案
皮下蜂窝织炎	1. 炎症早期可予局部处理，物理治疗或外敷 50%硫酸镁溶液 2. 如有脓肿形成须切开引流 3. 出现寒战、高热、感染不能控制时转诊上级医院
带状疱疹	1. 抗病毒治疗，如阿昔洛韦，用药时间为 1 周左右 2. 视病情加用营养神经、镇痛、免疫调节药物 3. 疼痛剧烈、常规治疗无效者转诊上级医院

疾病名称	治疗方案
肋间神经炎	1. 镇痛 2. 药物治疗：卡马西平、苯妥英钠等
非特异性肋软骨炎	多数患者症状可在2~3个月后可缓解或消失，亦可反复发作，对症治疗、局部镇痛药等，抗生素及理疗效果不明显
肋骨骨折	1. 单纯肋骨骨折，骨折端无明显错位，不需特别处理 2. 多根、多处肋骨骨折者应行外固定或内固定 3. 出现血气胸、休克表现者转诊上级医院
急性白血病 骨转移瘤 多发性骨髓瘤	转诊上级医院

5. 其他（表6-10）

表6-10 其他

疾病名称	治疗方案
肝脓肿	详见发热
痛风	秋水仙碱、非甾体抗炎药
精神性胸痛	协助消除情绪的剧烈波动及合理地调整饮食

第四步：转院指征

由于胸痛病因繁杂，快速、准确地做出病因诊断有一定的困难。当出现下列情况时宜转至大中型综合医院救治：①明确诊断或怀疑心肌梗死、不稳定型心绞痛患者。②怀疑是肺梗死或夹层动脉瘤或其他威胁生命的疾病。③怀疑食管或胃肠道疾病，需要内镜检查。④怀疑肿瘤性疾病，需要进一步明确诊断。⑤经治疗后症状无好转的患者。⑥原有胸痛症状突然出现，疼痛范围扩大、疼痛时间延长、伴随症状增加的患者。

（李 雪）

6

胸

痛

7. 发 绀

一、概述

发绀是指由于血液中还原血红蛋白增加使皮肤、黏膜呈青紫色改变的现象。这种现象常发生在皮肤较薄、色素较少和毛细血管丰富的部位，如口唇、颊部及指（趾）甲床等。发绀是由于血液中还原血红蛋白的绝对量增加所致。当毛细血管内的还原血红蛋白超过50g/L时皮肤黏膜可出现发绀，但是临床实践资料表明，这种说法并非完全可靠，因为以正常血红蛋白浓度150g/L计，还原血红蛋白超过50g/L，提示动脉血氧饱和度（SaO_2）约66%。事实上，当动脉血氧饱和度（SaO_2）<85%时，发绀已明确可见。此外，若患者血红蛋白增多达180g/L时，虽然SaO_2>85%亦可出现发绀。而严重贫血（Hb<60g/L）时，虽SaO_2明显降低，但常不能显示发绀。故而，在临床上所见发绀，并不能全部确切反映动脉血氧下降的情况。

二、病因

根据病因可将发绀分为：①血液中还原血红蛋白增加（真性发绀），由于SaO_2降低或周围循环障碍引起。SaO_2降低多引起中心性发绀，发绀为全身性，除四肢及颜面外，也累及躯干和黏膜，见于心、肺疾病。周围循环障碍多引起周围性发绀，发绀出现于肢体的末端与下垂部位，可分为淤血性和缺血性发绀。②血液中存在异常血红蛋白衍生物，见于高铁血红蛋白血症、硫化血红蛋白血症。

三、诊断思路

第一步：根据发绀临床表现初步判断（图7-1至图7-2）

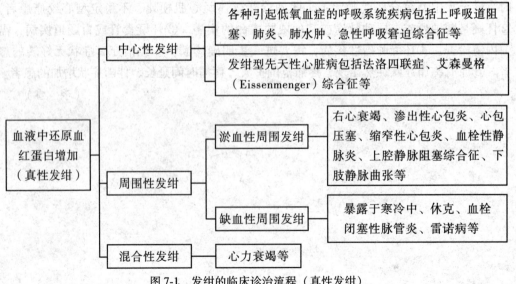

图7-1　发绀的临床诊治流程（真性发绀）

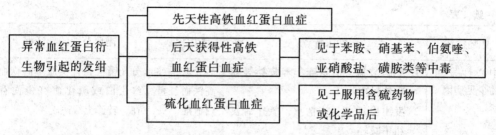

图 7-2　发绀的临床诊治流程（异常血红蛋白衍生物引起的发绀）

第二步：结合发绀伴随症状进一步缩小疾病范围

1. 中心性发绀（表 7-1）

表 7-1　中心性发绀

伴随症状	临床特点	考虑疾病	需要获取的新证据
中心性发绀+呼吸困难	1. 缺氧初期无发绀，随阻塞时间延长、程度加重出现发绀，伴烦躁，甚至昏迷 2. 吸气性呼吸困难 3. 查体吸气时胸骨上窝、锁骨上窝与各肋间隙明显凹陷，可闻及高调吸气性喉鸣音，气管拍击音	上呼吸道阻塞	1. 喉镜检查：喉黏膜炎症充血肿胀 2. X 线胸片：见异物影大气道阻塞征象，如患侧肺部透亮度增加，活动度受限，呼气时气管变窄
	1. 明确诱因下 1 周内出现急性或进展性呼吸困难 2. 发绀伴烦躁、焦虑、出汗等 3. 查体双肺可闻及水泡音或管状呼吸音	急性呼吸窘迫综合征	1. X 线胸片：双肺浸润影，不能完全用胸腔积液、肺叶/全肺不张和结节影解释 2. 氧合指数（PaO_2/FiO_2）≤300mmHg
中心性发绀+呼吸困难+杵状指（趾）	1. 自幼出现的进行性青紫和呼吸困难 2. 易疲乏，劳累后常取蹲踞位休息 3. 常伴有杵状指（趾） 4. 查体心脏听诊肺动脉瓣第二心音减弱或消失，胸骨左缘常可闻及收缩期喷射性杂音	法洛四联症	1. 心电图：电轴右偏、右心室肥厚 2. X 线：右心室肥厚，肺动脉段凹陷，形成木靴状外形，肺血管纹理减少 3. 超声心动图：右心室肥厚、室间隔缺损、主动脉骑跨
	1. 晚发的轻至中度青紫，劳累后加重 2. 常伴气急、乏力、头晕等症状 3. 逐渐出现杵状指（趾） 4. 是一组先天性心脏病发展的后果 5. 查体：心浊音界明显增大，心前区胸骨左缘 3~4 肋间有明显搏动，原有的左向右分流的杂音减弱或消失，肺动脉瓣第二心音亢进、分裂，以后可出现舒张期杂音，胸骨下段偏左部位可闻及收缩期反流性杂音	艾森曼格综合征	1. 心电图：右心室肥大劳损、右心房肥大 2. X 线检查：右心室、右心房增大，肺动脉干及左、右肺动脉均扩大，肺野轻度淤血或不淤血，血管纹理变细 3. 除原有畸形表现外，肺动脉扩张及相对性肺动脉瓣及三尖瓣关闭不全

续　表

伴随症状	临床特点	考虑疾病	需要获取的新证据
中心性发绀的少见病因	1. 亚硝酸盐、伯氨喹、苯胺类等药物接触史 2. 发绀出现急、病情重，氧疗后发绀不减轻 3. 静脉血呈深棕色	后天获得性高铁血红蛋白血症	分光镜检查证实血中高铁血红蛋白或硫化血红蛋白存在，转诊上级医院
	1. 为少见常染色体显性遗传病 2. 自幼发绀 3. 一般无明显呼吸困难 4. 无心肺疾病史	先天性高铁血红蛋白血症	
	1. 便秘或服用硫化物病史 2. 发绀可持续存在数月 3. 静脉血呈蓝褐色	硫化血红蛋白血症	

2. 周围性发绀（表7-2）

表7-2　周围性发绀

伴随症状	临床特点	考虑疾病	需要获取的新证据
周围性发绀+水肿	1. 身体低垂部位对称性凹陷性水肿伴发绀 2. 劳力性呼吸困难 3. 腹胀、食欲不振、恶心、呕吐等消化道症状 4. 查体：肝颈静脉反流征阳性、肝大	右心衰竭	见水肿
	1. 有急性心包炎、复发性心包炎或心包积液病史 2. 周围水肿伴发绀 3. 劳力性呼吸困难、活动耐量下降、疲乏 4. 肝大、腹水、胸腔积液 5. 查体心尖搏动减弱或消失，收缩期心尖呈负性波动，心音轻而遥远	缩窄性心包炎	1. 心电图：QRS低电压、T波低平或倒置 2. X线：左右心缘变直，主动脉弓小或难以辨认，可有心包钙化
	1. 久站后下肢水肿伴发绀，下肢酸胀不适沉重乏力，平卧或肢体抬高后减轻 2. 进行性加重的下肢浅静脉扩张、隆起和迂曲，尤以小腿内侧明显 3. 病程长者，可有皮肤萎缩、脱屑、色素沉着、湿疹等	下肢静脉曲张	一般根据形态特征可诊断

7 发绀

伴随症状	临床特点	考虑疾病	需要获取的新证据
周围性发绀+皮肤湿冷	1. 口唇肢端发绀，出冷汗 2. 神情淡漠、反应迟钝，甚至出现意识模糊 3. 脉搏细速、血压进行性下降、尿少	休克	一般根据临床表现可诊断
	1. 多为40岁以下男性吸烟者 2. 肢体远端缺血皮色苍白、皮温下降，感觉异常，乏力，营养障碍，间歇性跛行，静息痛，远端搏动减弱或消失，甚至溃疡或坏疽 3. 患肢抬高及下垂试验阳性	血栓闭塞性脉管炎	动脉造影：典型征象：患肢中小动脉多节段狭窄或闭塞；特殊征象：动脉滋养血管显影，形如细弹簧状，沿闭塞动脉延伸
	1. 多见于20~40岁女性 2. 受寒冷或紧张刺激后手指（足趾）皮肤突然出现苍白，相继出现皮肤变紫、变红，伴局部发冷、感觉异常和疼痛，上述情况反复发作	雷诺病	1. 指动脉压力测定>40mmHg 2. 浸入冰水20秒后，指温恢复时间超过20分钟

3. 混合型发绀：中心性发绀与周围性发绀同时存在，见于心力衰竭等。

第三步：确诊疾病后治疗方案的选择

1. 中心性发绀的治疗方案（表7-3）

表7-3 中心性发绀的治疗方案

疾病名称	治疗方案
上呼吸道阻塞	上呼吸道阻塞是危及患者生命的危重急症，及时诊断，尽早取出异物，以保持呼吸道通畅可直接喉镜或气管镜取出，或气管切开取出
急性呼吸窘迫综合征	病情进展迅速，若不能改善缺氧立即转诊上级医院： 1. 积极治疗原发病 2. 纠正缺氧 3. 肺保护性机械通气策略：主要措施包括合适水平的PEEP和小潮气量 4. 合理限制液体入量，以可允许的较低的循环容量来维持有效循环
法洛四联症	转诊上级医院
艾森曼格综合征	
后天获得性高铁血红蛋白血症	
先天性高铁血红蛋白血症	
硫化血红蛋白血症	

2. 周围性发绀的治疗方案（表 7-4）

表 7-4　周围性发绀的治疗方案

疾病名称	治疗方案
右心衰竭	治疗原则：积极治疗原发疾病，减轻右心的前、后负荷，增强心肌收缩力，维持窦性节律、房室正常顺序和间期以及左、右心室收缩同步 1. 一般治疗：去除诱发因素、调整生活方式、心理与精神治疗、氧疗、康复治疗、健康教育 2. 药物治疗：利尿剂、洋地黄制剂、抗凝治疗、血管活性药物、血管紧张素酶转换酶抑制剂与 β 受体阻滞剂、合并心律失常的治疗 3. 非药物治疗：左、右心室同步治疗
缩窄性心包炎	转诊上级医院
下肢静脉曲张	1. 非手术治疗：包括弹力治疗和药物治疗 2. 硬化剂治疗 3. 手术治疗
休克	1. 一般紧急治疗，积极处理引起休克的原发伤、病，如大出血止血等，建立静脉通路、氧疗等 2. 补充血容量 3. 纠正酸碱平衡失调 4. 血管活性药物的应用 5. 弥散性血管内凝血的治疗 6. 糖皮质激素
血栓闭塞性脉管炎	1. 绝对戒烟，患肢保暖，步行锻炼 2. 血管扩张药物、改善血液循环的药物等 3. 手术治疗
雷诺病	1. 注意保暖，避免皮肤受损，避免精神紧张和过度劳累戒烟 2. 反复发作，无指尖萎缩者，加用钙通道阻滞剂 3. 有指尖萎缩者加用影响交感神经活性的药物 4. 溃疡或坏死者静脉滴注血管扩张药 3~5 天

第四步：转院指征

多数发绀与局部或全身低氧有关，但发绀程度与低氧程度并不完全相关，临床上不能以发绀的程度判断病情的严重程度。当出现：①发绀伴有严重呼吸困难。②发绀伴意识障碍。③周围性发绀伴有皮肤坏疽。④发绀病因诊断不清，应立即转诊上级医院治疗。

（李　雪）

8. 呼吸困难

一、概述

呼吸困难是患者主观感觉空气不足或呼吸费力，客观上表现为呼吸运动用力，严重时可出现张口呼吸、鼻翼煽动、端坐呼吸及发绀、辅助呼吸肌参与呼吸运动，并伴有呼吸频率、深度和节律的异常。呼吸困难是常见的急症，发病因素复杂，既可能是心肺疾病引起，也可能是中毒性、神经精神因素、血源性因素引起，寻找病因对下一步的治疗十分重要。

二、病因

呼吸困难主要依靠患者的自我描述进行判定，不同的患者具体描述存在差异，对呼吸困难性质的描述有利于病因的鉴别诊断。常见的呼吸困难原因包括：①通气功能障碍：如腹部内压明显增加（腹部巨大肿瘤、大量腹水、妊娠晚期、严重肠胀气）、气管内异物及肿瘤、喉头水肿、支气管哮喘、慢阻肺等。②呼吸泵功能减退：神经肌肉病变、胸膜病变（胸腔积液、气胸）、肥胖等。③呼吸驱动异常：低氧血症、心功能不全、贫血、中毒（包括酸中毒）等。④肺血管病变：肺栓塞、肺动脉高压。⑤肺实/间质病变造成的换气功能障碍。⑥心理因素：焦虑、抑郁等。应当全面系统了解患者病情，并遵循"系统、有序、快捷、准确"的原则进行鉴别诊断。

三、诊断思路

临床接诊呼吸困难的患者时首先要全面详细地询问病史，包括起病时间、持续时间、诱发因素、加重或恶化因素、缓解因素以及伴随症状、既往史等，然后进行体格检查和恰当的辅助检查为诊断提供线索（图8-1）。

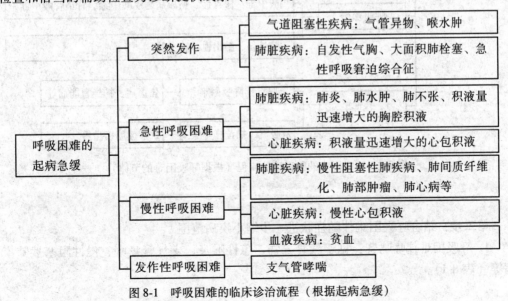

图 8-1 呼吸困难的临床诊治流程（根据起病急缓）

第一步：根据呼吸困难的起病缓急、时限、节律初步判断疾病类别（图 8-2 至图 8-3）

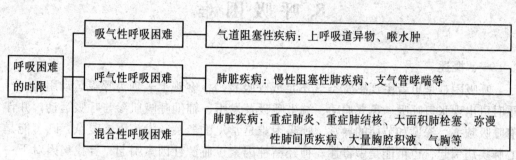

图 8-2 呼吸困难的临床诊治流程（根据呼吸困难的时限）

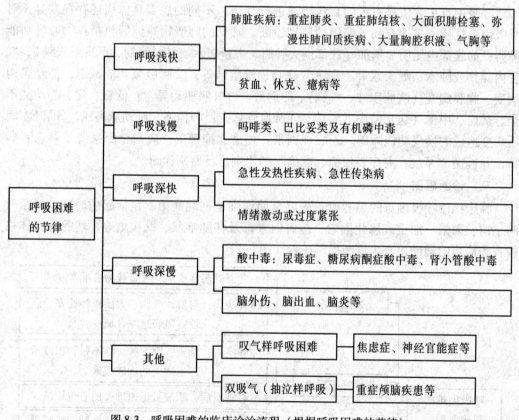

图 8-3 呼吸困难的临床诊治流程（根据呼吸困难的节律）

第二步：结合呼吸困难伴随症状进一步缩小疾病范围

1. 呼吸困难伴哮鸣音：见于气管异物、急性喉炎、支气管哮喘、慢性阻塞性肺疾病等（表 8-1）。

8
呼
吸
困
难

表 8-1　呼吸困难伴哮鸣音的相关疾病

伴随症状	临床特点	考虑疾病	需要获取的新证据
突然发作的呼吸困难 + 吸气性哮鸣音	1. 异物吸入史 2. 突然发生剧烈呛咳、呕吐，伴面红耳赤、吸气性呼吸困难等症状 3. 查体：吸气时胸骨上窝、锁骨上窝与各肋间隙明显凹陷，可闻及高调吸气性喉鸣音、气管拍击音 4. 随后可并发发热、咳嗽、咳脓痰等肺炎或肺脓肿症状	气管异物	X 线检查：见支气管异物
	1. 发热、声嘶、喉痛，喉分泌物增多 2. 阵发性犬吠样咳嗽，吸气性呼吸困难	急性喉炎	喉镜检查：喉黏膜炎症，双侧对称，呈弥漫性
发作性呼吸困难 + 呼气性喘鸣	1. 反复发作喘息、气急、胸闷或咳嗽，多与接触变应原、冷空气、物理、化学性刺激以及病毒性上呼吸道感染、运动等有关 2. 发作时在双肺可闻及散在或弥漫性、以呼气相为主的哮鸣音 3. 上述症状和体征可经治疗缓解或自行缓解 4. 除外其他疾病所引起的喘息、气急、胸闷和咳嗽	支气管哮喘	转诊上级医院
慢性呼吸困难 + 呼气性喘鸣	1. 早期活动后气短，后逐渐加重，在日常活动甚至休息时也感到气短 2. 慢性咳嗽、咳痰，喘息、胸闷 3. 查体：桶状胸，两肺呼吸音减弱，呼气相延长	慢性阻塞性肺疾病	转诊上级医院

2. 呼吸困难伴胸痛：见于大叶性肺炎、急性渗出性胸膜炎、急性心包炎、大面积肺栓塞、气胸等（表 8-2）。

表 8-2　呼吸困难伴胸痛的相关疾病

伴随症状	临床特点	考虑疾病	需要获取的新证据
呼吸困难 + 胸痛 + 发热	1. 呼吸困难、呼吸窘迫见于肺炎病变范围大者 2. 咳嗽、咳痰、发热、胸痛 3. 查体：有肺实变体征和（或）闻及湿性啰音	大叶性肺炎	详见发热
	1. 呼吸困难，随积液量增多加重 2. 单侧胸部锐痛，随呼吸或咳嗽加重，随积液量增加疼痛减弱，可有发热、心悸 3. 查体：患侧胸腔饱满，肋间隙增宽，语颤消失，局部叩诊浊音，呼吸音减低或消失	急性渗出性胸膜炎	X 线胸片：肋膈角变钝消失，有向外侧、向上的弧形上缘的积液影
	1. 急性起病 2. 呼吸困难是心包积液的最突出症状，严重时端坐呼吸 3. 胸骨后、心前区疼痛放射至颈部、左肩、左臂，为锐痛，与呼吸运动有关 4. 感染性心包炎可伴有发热 5. 查体胸骨左缘第 3、4 肋间可闻及心包摩擦音	急性心包炎	心电图：所有导联（除 aVR 和 V_1 导联 ST 段压低）ST 段呈弓背向下抬高，T 波高耸直立；一至数日后，ST 段回到基线，T 波低平及倒置，数周后逐渐恢复正常

续 表

伴随症状	临床特点	考虑疾病	需要获取的新证据
呼吸困难+胸痛+不发热	1. 不明原因的呼吸困难、气促，尤以活动后明显 2. 胸膜炎性胸痛或心绞痛样疼痛 3. 休克、低血压、心悸、烦躁不安 4. 有静脉血栓的危险因素，如深静脉血栓、血栓性静脉炎、创伤、手术等	大面积肺栓塞	1. 血浆 D-二聚体：升高 2. 心电图：电轴右偏，$S_I Q_{III} T_{III}$ 波型
	1. 体型瘦长的年轻男性或有哮喘或肺气肿病史的患者 2. 起病急骤，发生在剧烈运动或咳嗽用力排便后 3. 胸痛呈针刺样或刀割样，伴不同程度的呼吸困难 4. 查体患侧呼吸音减弱或消失、叩诊呈鼓音或过清音、气管向健侧移位	气胸	胸部 X 线：气胸线、肺组织受压

3. 呼吸困难伴咳嗽、咳痰：见于慢性阻塞性肺疾病、支气管扩张、肺脓肿、有机磷中毒、急性左心衰竭等（表 8-3）。

表 8-3　呼吸困难伴咳嗽的相关疾病

伴随症状	临床特点	考虑疾病	需要获取的新证据
呼吸困难+咳嗽、咳痰	1. 广泛支气管扩张时可有呼吸困难和喘息 2. 反复咳嗽、咳脓痰、咯血，可发生大咯血 3. 查体肺部闻及固定而持久的局限性湿性啰音，常有杵状指	支气管扩张	胸部 X 线：不规则环状透光卷发样改变
	1. 脓肿病变范围大时有气促、呼吸困难 2. 畏寒、高热、咳嗽、咳大量脓臭痰 3. 有口腔手术、昏迷呕吐或异物吸入史	肺脓肿	1. 血常规：白细胞计数正常或增多 2. 胸部 X 线：浓密的炎症阴影中有坏死、空洞、气液平面
呼吸困难+大量泡沫痰	1. 呼吸肌麻痹，呼吸浅慢甚至停止 2. 气道分泌物及腺体分泌物增加，大汗、流泪、流涎、肺水肿 3. 呼出气大蒜味、瞳孔缩小、肌纤维颤动、昏迷 4. 有有机磷酯或硫化磷酸酯类化合物暴露史	有机磷中毒	转诊上级医院

伴随症状	临床特点	考虑疾病	需要获取的新证据
呼吸困难+粉红色泡沫痰	1. 突发严重呼吸困难，强迫坐位，发绀、大汗、烦躁 2. 频繁咳嗽，咳粉红色泡沫痰 3. 发病伊始血压一过性升高，病情如未缓解血压持续下降直至休克 4. 听诊双肺满布干湿性啰音	急性左心衰竭	1. 胸部 X 线：呈肺淤血或肺水肿表现 2. 心电图：严重心肌缺血

4. 呼吸困难伴意识障碍：见于脑出血、脑膜炎、糖尿病酮症酸中毒、尿毒症、肺性脑病、急性中毒等（表8-4）。

表 8-4　呼吸困难伴意识障碍的相关疾病

伴随症状	临床特点	考虑疾病	需要获取的新证据
呼吸困难+意识障碍	1. 50 岁以上中老年患者，有长期高血压病史，活动中或情绪激动时突然起病 2. 脑干出血、小脑出血或出血量大时会出现呼吸困难伴或不伴意识障碍 3. 血压明显增高，有头痛、恶心、呕吐等颅内压升高的表现	脑出血	转诊上级医院
	1. 呼吸深快，呼气中有烂苹果味 2. 糖尿病酮症酸中毒晚期有不同程度意识障碍，昏迷 3. 恶心、呕吐，血压低而尿量多，休克	糖尿病酮症酸中毒	1. 血液：血糖 > 11mmol/L，血酮体阳性，pH < 7.3，或碳酸氢根<15mmol/L 2. 尿液：尿糖强阳性，尿酮阳性

5. 其他（表8-5）

表 8-5　呼吸困难相关的其他疾病

伴随症状	临床特点	考虑疾病	需要获取的新证据
呼吸困难+贫血貌	1. 重度贫血时平静状态下可出现气短 2. 皮肤黏膜苍白 3. 眩晕、记忆力减退、心悸	重度贫血	血常规：Hb<60g/L

第三步：确诊疾病后治疗方案的选择
应尽快判断是否危及患者生命的急症、重症，以减少鉴别过程中存在的危险性。

在系统检查基础上，尽早针对病因进行有效治疗。①迅速对患者气道状况进行评估，保持气道通畅。②对症状紧急的患者，应立即监测生命体征、吸氧、建立静脉液路。③最根本的处理措施是病因治疗，具体原则和措施见表8-6。

表8-6 呼吸困难相关疾病的治疗方案

疾病名称	治疗方案
气管异物	立即行气管、支气管异物取出术，对于异物位置较深、并发感染者立即转诊上级医院
急性喉炎	1. 及早使用足量广谱抗生素，充血肿胀显著者加用糖皮质激素 2. 吸氧、解痉、化痰，保持呼吸道通畅 3. 声带休息 4. 护理和全身支持疗法
支气管哮喘	1. 一般治疗：氧疗，维持水、电解质、酸碱平衡等 2. 支气管扩张剂：首选速效 β_2 受体激动剂吸入制剂，也可使用抗胆碱能药物（吸入制剂）、茶碱类药物 3. 抗炎药物：糖皮质激素、抗白三烯药物等 4. 抗过敏药：根据病情选用 5. 根据病情严重程度及治疗反应调整药物和治疗方案
慢性阻塞性肺疾病	1. 稳定期治疗：劝导戒烟、支气管扩张剂、吸入糖皮质激素、祛痰药 2. 急性加重期治疗：支气管舒张剂、控制性吸氧、抗生素、糖皮质激素
大叶性肺炎	转诊上级医院
急性渗出性胸膜炎	转诊上级医院
急性心包炎	1. 病因治疗 2. 解除心脏压塞 3. 卧床休息，对症支持治疗
大面积肺栓塞	溶栓治疗，病情变化快，预后差，临床死亡率>15%，建议转诊上级医院
气胸	1. 肺压缩<20%、单纯性、首次发病、无明显症状的闭合性气胸可保守治疗 2. 肺压缩>20%，有呼吸困难症状者胸腔穿刺抽气 3. 交通性或张力性气胸，心肺功能差及反复发生气胸的患者，应立即行胸腔闭式引流 4. 反复发生的气胸或气胸反复难愈时应转诊上级医院
肺脓肿	1. 积极控制感染，合理应用抗生素 2. 痰液引流：体位引流，辅助以祛痰药、雾化吸入和支气管镜吸引 3. 支持治疗：加强营养，提高免疫力
有机磷中毒	1. 迅速清除毒物 2. 紧急复苏 3. 同时应用胆碱酯酶复能药和胆碱受体拮抗药，并根据病情遵循早期、足量、联合和重复用药原则

疾病名称	治疗方案
急性左心衰竭	1. 基本处理：半卧位或端坐位，双腿下垂；高流量吸氧或无创机械通气；开放静脉通路，心电监测；吗啡镇静；快速利尿；氨茶碱解痉；酌情予洋地黄类药物 2. 血管活性药物 3. 急性左心衰竭时的缺氧和严重呼吸困难是致命的威胁，须尽快缓解，酌情转诊上级医院
脑出血	转诊上级医院
糖尿病酮症酸中毒	1. 尽快补液以恢复血容量、纠正失水状态 2. 降低血糖 3. 纠正电解质及酸碱失衡失调 4. 积极寻找病因和消除病因，防治并发症，降低死亡率
重度贫血	转诊上级医院

第四步：转院指征

　　呼吸困难是内科急诊，发病急，进展快，可能迅速危及生命，因此对于以下情况的呼吸困难，在给予氧疗支持后应立即转诊上级医院治疗。①突然发作的严重呼吸困难。②气管异物位置较深、并发感染者。③反复发生的气胸或气胸反复难愈时。④怀疑大面积肺栓塞。⑤怀疑心脏压塞。⑥怀疑急性左心衰竭。⑦怀疑急性渗出性胸膜炎。⑧怀疑脑出血。⑨怀疑有机磷中毒。⑩重度贫血。⑪病因诊断不清。⑫经治疗后呼吸困难无缓解。

（李　雪）

8

呼吸困难

9. 心 悸

一、概述

心悸是指患者自觉心脏跳动的不适感或心慌感，心悸时心率可快可慢，也可心律不齐，部分患者心率、心律正常。其发生程度与病因的进展、病人的自身注意力、医源因素有关。

二、诊断思路

心悸是心血管疾病最常见的症状，亦可见于内分泌、呼吸、消化系统疾病。心悸发作的诱因、时间、频率、病程、伴随症状、缓解因素均可帮助心悸原因的诊断。因此在以心悸为主要症状就诊的患者应详细询问病史、既往史、用药及饮食史，常规检查血尿便常规、心电图、血糖、血压、肝肾功能，以明确病因协助治疗。心悸具体临床思路如下（图 9-1）。

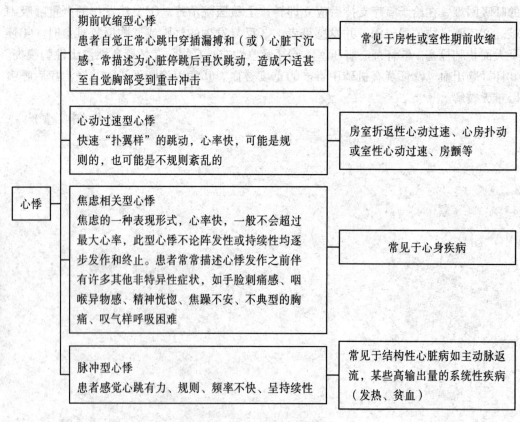

图 9-1　心悸的临床诊治流程

第一步：根据心悸的临床表现初步判断疾病类别

患者对心悸症状的描述各异，按发作的频率、节律和强度心悸可分为 4 种：期前收缩型心悸、心动过速型心悸、焦虑相关型心悸、脉冲型心悸。这将有助临床鉴别心悸的病因，然而，应该强调的是患者并不总是能够准确表达其症状，因此，对于心率正常的心悸可能难以准确辨认心悸的类型。

第二步：根据伴随症状判断疾病的类别并给予治疗

1. 心血管疾病：心悸伴有心前区疼痛、晕厥或抽搐，考虑为心血管疾病，包括冠状动脉粥样硬化性心脏病（心绞痛、心肌梗死、心肌病、心脏瓣膜病、心肌炎、心包炎、心律失常、心力衰竭）（表 9-1）。

表 9-1　心血管疾病

伴随症状	临床特点	考虑疾病	需要获取的新证据
心悸 + 晕厥、抽搐	1. 心悸伴有意识丧失、抽搐、呼吸停顿甚至死亡 2. 查体：脉搏触不到，呼吸不规则或消失，对光反射消失，血压无法测到，听诊心音消失	心室颤动/心室扑动	心电图：QRS-T 波完全消失，出现大小不等、极不匀齐的低小波，频率 200 ~ 500 次/分，可见心室夺获、心室融合波
心悸 + 心前区不适+气促	1. 心悸伴有气促、乏力、心前区不适，严重可有晕厥、咳嗽、咳粉红色泡沫痰 2. 查体：心律绝对不齐，第一心音强弱不等，心率大于脉率	心房颤动	心电图：正常 P 波消失，代以大小不等、形状各异的颤动波（f 波），频率 350 ~ 600 次/分，心室率绝对不齐，QRS 波一般不增宽

2. 内分泌及代谢性疾病：心悸伴有消瘦、多汗、多语、多饮、多食、多尿、头痛考虑为内分泌及代谢性疾病，包括甲状腺功能亢进症、低血糖症（表 9-2）。

表 9-2　内分泌及代谢性疾病

伴随症状	临床特点	考虑疾病	需要获取的新证据
心悸 + 高代谢综合征	1. 交感神经兴奋性增高和新陈代谢加速 2. 精神神经系统：多言好动、注意力不集中；消化系统：稀便、排便次数增加 3. 查体：脉率增快，可有甲状腺肿大，可有轻度突眼，Stellwag 征、上睑挛缩、Graefe 征、Joffroy 征、Mobius 征	甲状腺功能亢进症	血清 TT_4、FT_4 增高，TSH 减低

续 表

伴随症状	临床特点	考虑疾病	需要获取的新证据
心悸＋低血糖	低血糖呈发作性，时间、频率随病因不同而异，可表现为两方面：①自主（交感）神经兴奋过度；②脑功能障碍	低血糖症	1. 发作时血糖低于2.8mmol/L 2. 供糖后低血糖症状迅速缓解

3. **血液疾病**：心悸伴有贫血、出血、面色苍白、乏力、胸骨压痛、肝脾大考虑为血液系统疾病，包括营养性贫血、恶性血液系统疾病及其他疾病浸润（表9-3）。

表9-3 血液疾病

伴随症状	临床特点	考虑疾病	需要获取的新证据
心悸＋匙状指	1. 心悸伴有乏力、易倦、气促、耳鸣等贫血表现 2. 可有组织缺铁表现，如毛发干枯，皮肤干燥，指（趾）甲缺乏光泽、脆薄易裂，重者呈匙状指	缺铁性贫血	血象为小细胞低色素性贫血，MCV<80fl

4. **传染性疾病**：伴有发热、皮疹考虑为传染性疾病，包括麻疹、风疹、伤寒。

5. **神经症**：伴有乏力、失眠、头晕、头痛、耳鸣、记忆力下降、焦虑考虑为神经症。

第三步：确诊疾病后治疗方案的选择（表9-4）

表9-4 治疗方案

疾病名称	治疗方案
心室颤动/心室扑动	及早进行电除颤，并按心肺复苏原则进行抢救
心房颤动	1. 治疗引起房颤的病因 2. 转复心律 3. 控制心室率 4. 防止血栓栓塞
甲状腺功能亢进症	见水肿
低血糖症	1. 寻找低血糖病因并治疗 2. 低血糖发作时轻者口服糖水或含糖饮料，重者或疑似低血糖昏迷者静脉补充糖
缺铁性贫血	1. 病因治疗 2. 补铁治疗

9 心悸

第四步：转院指征

当出现以下情况应立即给予紧急处理，维持生命体征并转诊上级医院。①心悸伴意识障碍；②心律绝对不齐，和（或）心率>200 次/分；③经治疗后心率（律）无改善。

（聂子元）

10. 恶心与呕吐

一、概述

恶心是一种上腹部不适感觉，一般为呕吐的前奏。呕吐是指胃或肠的内容物经口腔排出体外。干呕和呕血也包含在呕吐范围内，干呕是指有呕吐的所有动作，但没有胃内容排出；呕血内容详见呕血章节。临床上可以仅表现为恶心而不伴有呕吐，或仅有呕吐而不伴有恶心。两者均为复杂的反射动作，常伴有苍白、出汗、血压下降等迷走神经兴奋症状。

二、病因

通过医师的问诊及病人的主诉症状即可对恶心及呕吐做出诊断。恶心及呕吐可由多种原因引起，按发病机制可归纳为反射性呕吐、中枢性呕吐、前庭障碍性呕吐、神经性呕吐等四大类。临床医师接诊时应注意询问呕吐诱因、起病缓急、与进食的关系、呕吐物的性质以及呕吐的时间等（图 10-1）。

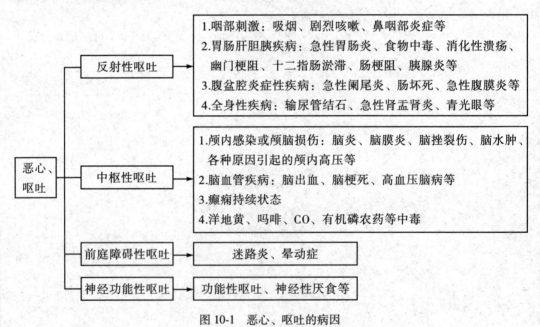

图 10-1　恶心、呕吐的病因

三、诊断思路

第一步：根据恶心、呕吐与进食的关系初步判断病因

恶心、呕吐常与进食有关（图 10-2）。可根据症状进食前后的时间关系对呕心、呕吐病因进行初步的诊断。

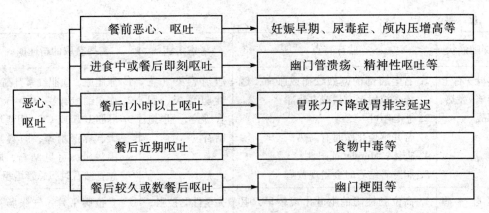

图 10-2　恶心、呕吐的临床诊治流程（根据与进食的关系）

第二步：结合伴随症状进一步缩小疾病范围

1. 伴有腹痛、腹胀、腹泻、发热、停止排气排便等症状，考虑为消化系统疾病，如急性胃肠炎、食物中毒、霍乱、急性阑尾炎、继发性腹膜炎、完全性肠梗阻等（表10-1）。

表 10-1　消化系统疾病

伴随症状	临床特点	考虑疾病	需要获取的新证据
呕吐＋腹痛、腹泻	1. 多发生于夏秋季，有暴饮暴食或不洁饮食史 2. 起病急，不同程度的恶心、呕吐，剧烈腹痛，频繁腹泻，多为水样便，伴里急后重 3. 体征不明显，上腹及脐周有压痛，无肌紧张及反跳痛，肠鸣音多亢进	急性胃肠炎	需留取标本（排泄物、呕吐物、粪便、剩余食物、用具等），查找病原学证据
	1. 不洁饮食史，集体发病，病情轻重常与进食量有关 2. 发病突然，潜伏期短，常于进食后数小时发病 3. 呕吐伴不同程度的腹痛、腹泻 4. 停止摄入污染食物，疫情可以很快控制	食物中毒	
	1. 夏秋季为流行季节，沿海地区高发 2. 吐泻期（数小时至1~2日）：剧烈腹泻，米泔水或洗肉水样便，每日数次，量大，无里急后重；腹泻后出现喷射性、连续性呕吐，初为胃内容物，继为米泔水样 3. 脱水期：口干、皮肤干燥、眼窝下陷、少尿、烦躁不安直至意识障碍 4. 恢复期：吐泻停止，脱水纠正后症状好转	霍乱	1. 需留取标本（排泄物、呕吐物、粪便、剩余食物、用具等），查找病原学证据 2. 甲类传染病一旦怀疑立即隔离转诊

续 表

伴随症状	临床特点	考虑疾病	需要获取的新证据
呕吐+右上腹痛+发热、寒战	1. 右上腹部的剧烈绞痛或胀痛，疼痛常放射至右肩或右背部 2. 恶心呕吐 3. 合并感染化脓时有高热 4. 查体：Murphy 征阳性 5. 胆总管结石时会出现黄疸	胆道感染（急性胆囊炎、胆管炎）、胆道结石	1. 尿胆原、血胆红素升高 2. 血白细胞增多 3. 肝胆 B 超或 CT：胆囊增大、囊壁增厚，胆囊周围渗液，可见结石，胆总管结石时胆总管增粗
呕吐＋腹痛、腹胀、停止排气排便	1. 高位肠梗阻的呕吐出现较早，呕吐频繁，呕出物主要是胃及十二指肠内容物 2. 低位肠梗阻初期为胃内容物，后期为呈粪样的肠内容物	完全性肠梗阻	1. 立位腹平片：气胀肠袢和液平面 2. CT：梗阻近端肠管扩张明显，积液、积气

2. 伴头痛、眩晕、耳聋、耳鸣等症状，考虑为神经系统及前庭障碍性疾病，如颅内压增高、梅尼埃病等，颅内压增高为多种颅内疾病的常见症状，需进一步完善头颅影像学检查确定疾病的诊断（表 10-2）。

表 10-2 神经系统及前庭障碍性疾病

呕吐＋头痛	1. 与进食无关 2. 恶心较轻，呕吐为喷射性呕吐	颅内压增高	1. 头颅 X 线片可见颅缝分离，头颅增大（儿童）；脑回压迹增多 2. 腰椎穿刺：直接测压，压力增高留取脑脊液进一步明确病因（颅内压明显增高患者因可导致脑疝，尽量避免腰椎穿刺） 3. 眼底镜检查可见视盘充血、水肿
呕吐＋眩晕、眼球震颤＋耳聋、耳鸣	1. 多同时出现恶心、呕吐、面色苍白、出冷汗、脉搏迟缓、血压下降等自主神经反射症状 2. 发作性眩晕，患者神志清楚 3. 波动性、渐进性耳聋，耳鸣以及耳胀满感	梅尼埃病	1. 听力学检查：呈感音神经性聋 2. 脱水剂试验：常为阳性

3. 生育期女性出现停经同时伴有恶心、呕吐者，需查血尿 hCG、B 超等检查除外怀孕（表 10-3）。

表 10-3　其他

呕吐+停经	1. 停经 6 周前后出现恶心、流涎、呕吐 2. 停经 12 周左右自行消失	妊娠	1. 妊娠试验阳性 2. B 超检查可见早期妊娠图像

第三步：确诊疾病后治疗方案的选择（表 10-4）

表 10-4　治疗方案

疾病名称	治疗方案
急性胃肠炎 食物中毒	1. 适当的液体和饮食疗法 2. 一般不应用止泻药 3. 对细菌性胃肠炎吐泻严重者，应在积极补液的基础上适当抗菌治疗 4. 对真菌性消化道感染，应积极治疗原发病和给予抗真菌治疗 5. 对寄生虫性胃肠道感染，应予驱虫治疗
霍乱	1. 严格隔离，及时补液纠正水电解质紊乱、抗感染、对症处理等 2. 转诊专科医院
胆道感染（急性胆囊炎、胆管炎）、胆道结石	1. 禁食水、解痉、抗生素等内科治疗 2. 手术治疗
完全性肠梗阻	1. 禁食水、胃肠减压、补液纠正水电解质紊乱。若有血运性肠梗阻存在，需抗感染治疗 2. 转诊上级医院
颅内压增高	1. 寻找病因，如为肿瘤、血肿、脓肿、感染等引起，手术切除肿瘤、清除血肿、脓肿引流、抗感染治疗或转上级医院 2. 积极对症治疗：脱水（包括限制液体入量、渗透性脱水、利尿性脱水）；激素治疗（改善血脑屏障通透性，减少脑脊液形成）；冬眠低温（保护血脑屏障，防治脑水肿）
梅尼埃病	1. 卧床休息，心理精神治疗 2. 药物治疗：①前庭神经抑制剂；②抗胆碱能药；③血管扩张药及钙离子拮抗剂；④利尿脱水药 3. 手术治疗：凡眩晕发作频繁、剧烈，长期保守治疗无效，耳鸣且耳聋严重者可考虑手术治疗
妊娠	1. 轻度恶心呕吐，少量多餐、服用维生素 B_6 常可缓解 2. 妊娠剧吐需住院治疗，禁食、纠正水电解质酸碱平衡，加用维生素 B_6 等

第四步：转院指征

恶心、呕吐是临床常见症状，但对于经内科治疗无效或无好转者、对诊断不明者应及时转诊上级医院治疗。对怀疑或已诊断霍乱者应严格隔离、积极对症处理的同时，转诊传染病专科医院进一步治疗。

（马少卫）

11. 吞 咽 困 难

一、概述

吞咽困难是指食物由口腔经食管进入胃受到阻碍的一种症状。表现哽噎感、食物停滞或通过缓慢的感觉。

二、病因

吞咽困难可由中枢神经系统疾病、食管病变引起，亦可由吞咽肌肉的运动障碍所致。

三、诊断思路

第一步：根据吞咽困难的梗阻部位初步判断疾病类别（图 11-1）

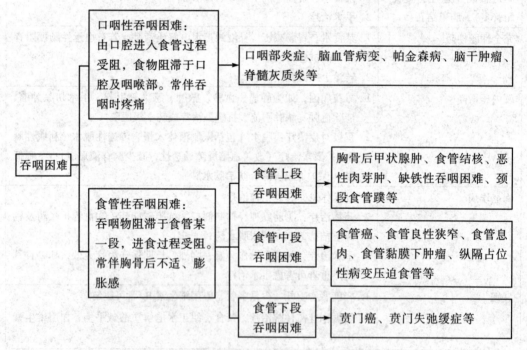

图 11-1 吞咽困难的临床诊治流程（根据梗阻部位）

第二步：结合伴随症状进一步缩小疾病范围

1. **口咽性吞咽困难**：常见于口咽部炎症如急性扁桃体炎、急性咽炎、咽后壁脓肿等，同时也包括脑血管病变、脊髓灰质炎、帕金森病、脑干肿瘤等。口咽性吞咽困难主要由于吞咽中枢至控制口咽部横纹肌的运动神经节病变引起，常同时有构音不良、发音含糊、声嘶、呛咳、流涎等，亦常有呼吸道继发感染，需查头部影像学或神经系统检查（表11-1）。

表 11-1　口咽性吞咽困难

伴随症状	临床特点	考虑疾病	需要获取的新证据
吞咽困难+吞咽疼痛	1. 急性起病 2. 明显咽痛，伴吞咽痛，疼痛常放射至耳部 3. 发热 4. 查体口咽部急性弥漫性充血，可见黄白色脓点，下颌淋巴结肿大	口咽部炎症	血常规：白细胞增多
吞咽困难+咽部痰液滞留	1. 吞咽困难时常伴有咽部痰液滞留，易阻塞呼吸道引起窒息和吸入性肺炎 2. 吞咽困难为脊髓灰质炎（脑干型）常见症状	脊髓灰质炎	1. CSF 检查：外观清澈或略浑浊，压力稍高，细胞数稍增加，早期以中性粒细胞为主，以后以单核细胞占优势 2. 血清学检查：特异性 IgM 升高（补体结合试验检测特异性高）
吞咽困难+静止性震颤+肌强直	1. 因口、舌、咽和腭肌运动障碍引起的吞咽困难常伴随流涎等 2. 震颤为常本病首发症状 3. 肌强直的特点为伸肌和屈肌的张力同时增高	帕金森病	1. 寻找支持帕金森病诊断的特征 2. 查头颅 CT 除外脑内器质性病变

2. 食管性吞咽困难：主要由食管肿瘤、狭窄或痉挛等引起。患者陈述的梗阻部位一般与食管病变的解剖部位基本吻合，有定位诊断的参考意义。纵隔或食管外压迫所致者，症状与肿物大小、部位、生长方向和速度、质地、性质等有关，亦可能有呼吸困难、咳喘及哮鸣音等改变，怀疑纵隔疾病时应查 CT、EBUS 等进一步明确病因（表11-2）。

表 11-2　食管性吞咽困难

| 吞咽困难+声嘶 | 1. 早期吞咽哽噎感或异物感
2. 中期进行性吞咽困难
3. 晚期出现刺激性咳嗽、声音嘶哑、反流致肺部感染、呕血、贫血等表现 | 食管癌 | 1. 食管吞钡造影：食管黏膜皱襞增粗、中断，充盈缺损及龛影
2. 内镜及超声内镜检查：直接观察病变形态和病变部位、组织活检病理检查
3. 胸腹部 CT：明确管腔外展范围及淋巴结转移情况，为手术提供依据 |

续　表

吞咽困难+胸骨后疼痛+反酸、胃灼热	1. 因反复发生的反流产生纤维组织增生，导致食管狭窄，可有程度不等的吞咽困难 2. 胃食管反流症状，如胸骨下后方及上腹部灼热性疼痛 3. 胃内容物误吸，可伴有呼吸道症状	反流性食管炎	1. 胃镜：食管中下段黏膜破损，排除其他器质性疾病 2. 食管 pH 检测，食管测压可作为诊断的重要手段
		食管裂孔疝	1. 上消化道造影：膈上方见含钡剂胃影 2. 胃镜：可见食管及胃腔有异常表现，如胃食管交界上移
吞咽困难+呃逆	1. 多见于青壮年人，病程长 2. 吞咽困难时轻时重，与精神因素及进食生冷食物有关 3. 呕吐多在进食后 20~30 分钟发生，可将前一餐或隔夜食物吐出	贲门失弛缓症	1. 上消化道造影：贲门部鸟嘴样狭窄，贲门上段食管扩张、钡剂存留 2. 胃镜：贲门上段食管食物潴留，黏膜充血水肿，贲门关闭 3. 食管测压：食管下段高压带，吞咽时压力无下降

第三步：确诊疾病后治疗方案的选择（表 11-3）

表 11-3　治疗方案

疾病名称	治疗方案
口咽部炎症	1. 卧床休息，进流质饮食、多饮水、加强营养 2. 根据病因选择抗生素治疗
食管癌	1. 根据胸腹 CT 等检查结果以及患者一般情况，可转诊上级医院手术治疗 2. 进行放疗、化疗、生物治疗等
反流性食管炎	1. 改变患者不良生活方式 2. 药物治疗：抑酸药（质子泵抑制剂或 H_2 受体拮抗剂）是基本药物，治疗分两个阶段：初始治疗（8~12 周）与维持治疗阶段无效时可加用促动力药，慎用抗胆碱能药物和钙通道阻滞剂等
食管裂孔疝	1. 一般治疗：抬高床头、睡前 3 小时不进食，白天进食后不立即卧床等 2. 药物治疗：抑酸、促动力药物 3. 内科治疗无效时转诊上级医院

续 表

疾病名称	治疗方案
贲门失弛缓症	1. 解痉剂或镇静剂治疗 2. 可先行食管扩张治疗，对中、重度及食管扩张治疗效果不佳的病人应行手术治疗 3. 对年龄较大或不愿意接受手术治疗的病人可采用食管括约肌肉毒素注射治疗

第四步： 转院指征

①一般情况差，出现休克或昏迷者。②怀疑纵隔肿瘤者。③怀疑食管癌者。④不能明确病因者。

（马少卫）

12. 呕 血

一、概述

呕血是上消化道（屈氏韧带以上）或全身性疾病所致的上消化道出血，血液经口腔呕出，常伴有黑便。呕血与出血的速度、出血量以及部位有关，出血量占循环血容量的10%以下时，可无明显临床表现；出血量达到循环血容量的10%~20%时，可有头晕、无力等症状；出血量达到循环血容量20%以上时，有冷汗、四肢厥冷、心慌、脉搏增快等急性失血症状；若出血量达到循环血容量30%以上，则有神志不清、面色苍白、脉搏细弱、血压下降、呼吸急促等休克的表现。

二、病因

引起呕血原因甚多，以消化性溃疡最为常见；其次为食管或胃底静脉曲张破裂；再次为急性糜烂性出血性胃炎和胃癌。

三、诊断思路

判断出血部位是否来自上消化道，需要与假性呕血和咯血相鉴别。假性呕血是指来自鼻、口、咽的出血，流入胃中再经口呕出；咯血是指喉及呼吸道任何部位的出血经口排出。咯血往往先有喉部不适、胸闷、咳嗽，血中混有痰及泡沫，呈碱性，有呼吸系统疾病的症状或病史。而呕血则常先有上腹部不适、恶心，血中混有食物，呈酸性，有消化系统疾病的症状或病史。具体的诊疗思路如下。

第一步：根据呕血颜色与性质初步判断出血部位（图12-1）

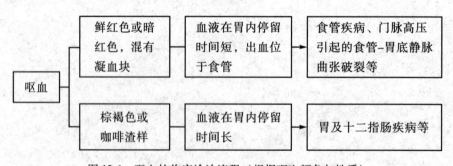

图 12-1 呕血的临床诊治流程（根据呕血颜色与性质）

第二步：结合呕血伴随症状进一步缩小疾病范围

1. 伴上腹痛：见于消化性溃疡、胃癌，如为右上腹绞痛，则胆道疾病可能性大（表12-1）。

表 12-1　呕血伴上腹痛的相关疾病

伴随症状	临床特点	考虑疾病	需要获取的新证据
呕血 + 上腹痛	1. 中青年人，慢性病程 2. 呕血 3. 上腹痛呈周期性、与进食相关的节律性 4. 腹痛可被抑酸剂或抗酸剂缓解	消化性溃疡	1. Hp 检测阳性（^{13}C 或 ^{14}C 尿素呼气试验常用） 2. X 线钡餐检查：龛影 3. 胃镜见单个或多个溃疡
	1. 中老年人 2. 呕血、黑便，5% 可发生难治性大出血 3. 上腹痛无明显规律性，并有纳差、厌食、乏力、消瘦	胃癌	1. X 线钡餐检查：充盈缺损（息肉样或隆起性病变）、边缘欠规则或腔内龛影（溃疡）和胃壁僵直失去蠕动（癌浸润） 2. 胃镜及活检病理诊断
呕血 + 右上腹绞痛+黄疸	1. 右上腹绞痛 2. 伴有黄疸、寒战、高热 3. 呕血量一般不多，单次为 200～300ml，很少引起休克，以便血为主	胆道疾病	查 B 超了解胆道情况

2. 伴肝脾肿大：常见于肝硬化、肝癌等，肝癌主要以肝区疼痛为主，在腹痛一章有详细表述，若发生肝实质中央破裂可导致出血涌入胆道，再进入十二指肠而出现呕血和便血（表 12-2）。

表 12-2　呕血伴肝脾肿大的相关疾病

伴随症状	临床特点	考虑疾病	需要获取的新证据
呕血 + 脾肿大	1. 既往肝炎病史 2. 消化不良、黄疸、肝掌、蜘蛛痣、肝病面容 3. 脾大 4. 腹水 5. 腹壁静脉曲张 6. 突发大量呕血或柏油样便，伴出血性休克	肝硬化性门脉高压食管-胃底静脉曲张出血	1. 血清白蛋白降低 2. 转氨酶升高 3. 胆红素升高 4. 胃镜见食管-胃底静脉曲张 5. 腹部 CT：肝硬化时体积明显缩小

3. 伴皮肤黏膜出血：常与血液疾病及凝血功能障碍的疾病有关，需查血常规、凝血功能等。

4. 其他（表 12-3）

表 12-3　呕血相关的其他疾病

伴随症状	临床特点	考虑疾病	需要获取的新证据
呕血+剧烈呕吐	1. 大部分有剧烈恶心、呕吐等导致腹内压增高的病史 2. 存在呕血或黑便 3. 常为轻中度出血，少部分病人为大出血	贲门黏膜撕裂综合征	胃镜可见贲门黏膜撕裂
呕血+服用非甾体类药物或应激	1. 有服用非甾体类药物病史，或有酗酒史、大面积烧伤、颅脑损伤等应激因素存在 2. 上腹痛、胀满、恶心、呕吐和食欲不振等 3. 单次呕血量一般不超过500ml，发生休克较少	急性胃炎	胃镜检查可见糜烂、出血灶

第三步：确诊疾病后治疗方案的选择

大量呕血者病情急、变化快，严重者可危及生命，应采取积极措施进行抢救。抗休克、迅速补充血容量应放在一切医疗措施的首位。

1. 呕血的治疗：①估计病情严重程度，嘱禁饮食、卧床休息、保持呼吸道通畅，并严密监测患者的生命体征。②建立快速静脉通道，补充血容量。③对有活动性出血或出血量较大的患者，必要时应置入胃管注入冰盐水加肾上腺素 $0.02 \sim 0.05mg/ml$，使黏膜收缩，以起到止血作用。④选择各种止血药物及抑酸药物治疗。⑤输血指征：收缩压<90mmHg，或较基础收缩压降低 ≥ 30mmHg，或心率>120 次/分。血红蛋白<70g/L，高龄、有基础心脑血管疾病者输血指征可适当放宽。⑥内镜止血、介入治疗或手术止血等。

2. 原发疾病的治疗（表 12-4）

表 12-4　呕血相关原发病的治疗方案

疾病名称	治疗方案
消化性溃疡	1. 抑制胃酸分泌：雷尼替丁、奥美拉唑等 2. 根除 Hp：克拉霉素、甲硝唑、喹诺酮类、四环素等 3. 保护胃黏膜：铋剂（次碳酸铋）、弱碱性抗酸剂（铝碳酸镁片、磷酸铝凝胶、氢氧化铝等） 4. 急性穿孔、慢性穿透性溃疡、大出血、瘢痕性幽门梗阻，稳定生命体征，及时转上级医院
胃癌	1. 根据胃镜、CT 及患者具体情况，转上级医院进行手术治疗 2. 化疗、放疗、生物治疗等辅助治疗
肝硬化性门脉高压、食管-胃底静脉曲张出血	1. 药物治疗：生长抑素、血管加压素、质子泵抑制剂等，是首选治疗手段 2. 出血量大而急，经初级止血处理、建立静脉通路后应立即转诊上级医院

疾病名称	治疗方案
胆道疾病	1. 止血、补液、补充血容量 2. 转上级医院进一步查明具体病因，对症治疗
血液疾病	经初级止血处理、建立静脉通路后应立即转诊上级医院明确病因
贲门黏膜撕裂综合征	1. 先行胃镜下止血 2. 胃镜止血失败，建立静脉通路后应立即转诊上级医院
急性胃炎	1. 去除病因，积极治疗原发疾病和创伤 2. 抑制胃酸分泌药物，如 H_2 受体拮抗剂和质子泵抑制剂

第四步：转院指征

呕血是内科急症，可危及生命，宜早期评估病情，转诊大中型综合医院救治。①一次出血量>400ml 时。②在没有输血的情况下血红蛋白含量下降>30g/L。③伴有休克表现时。④经治疗后出血未被控制时。⑤出血控制后再次有活动性出血的表现（呕血或便血）。⑥怀疑肿瘤性疾病时。

（马少卫）

13. 便　血

一、概述

便血是消化道出血，血液经肛门排出，多为下消化道出血，也可能为上消化道出血。大便颜色的不同与出血部位、出血量、出血的速度以及血液在肠腔内停留时间有关，可呈鲜红色、暗红色或黑色。少量出血不造成粪便颜色改变，需经隐血试验才能确定，称为隐血。

二、病因

便血最常见原因是痔、肛裂，其他常见病因有肠息肉、结肠癌、炎症性病变、肠套叠、缺血坏死性肠炎、小肠溃疡等，胃十二指肠溃疡出血量大时也可表现为便血。

三、诊断思路

初诊时应根据便血颜色与性质、患者既往病史等判断出血的部位，但当患者出现黑便时应注意与服用铋剂、铁剂、炭粉及中药等药物时的粪便变黑相鉴别，后者大便一般为灰黑色无光泽，隐血试验阴性。食用动物血、猪肝等粪便亦可呈黑色，建议素食 3 天后查隐血试验。

第一步：根据便血颜色与性质初步判断疾病类别（图 13-1）

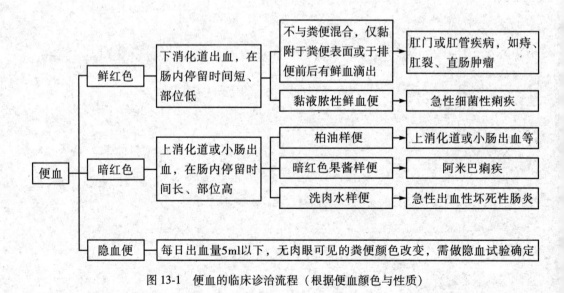

图 13-1　便血的临床诊治流程（根据便血颜色与性质）

第二步：结合便血伴随症状进一步缩小疾病范围

1. 伴腹痛：见于消化性溃疡、胆道出血、细菌性痢疾、阿米巴痢疾、溃疡性结肠炎、急性出血性坏死性肠炎、肠套叠、肠系膜血栓形成或栓塞、膈疝嵌顿等，其中消化性溃疡、胆道出血、膈疝嵌顿等为上消化道出血疾病，根据出血量不同可表现为呕血、黑便，或二者同时存在，已在呕血一章详细表述，溃疡型结肠炎表现为黏液脓血便，因需与克罗恩病、肠结核相鉴别，放于腹泻章节表述（表13-1）。

表 13-1　便血伴腹痛的相关疾病

伴随症状	临床特点	考虑疾病	需要获取的新证据
黏液脓血便+腹痛、腹泻	1. 起病急，多见于夏秋季节 2. 儿童发病率最高，其次是青少年 3. 全身症状较重，高热、寒战，继之腹痛、腹泻，腹泻频繁、量少，里急后重 4. 初为稀便，以后转为黏液脓血便，粪质少，血色鲜红	细菌性痢疾	1. 粪便镜检：成堆脓细胞，红细胞分散，可见巨噬细胞 2. 粪便培养：痢疾杆菌 3. 肠镜检查：肠黏膜弥漫性充血、水肿，浅表溃疡
暗红色果酱样便+腹痛	1. 起病缓慢，潜伏期2~3周 2. 全身症状轻，多无发热，腹痛症状较轻，腹泻每日数次或10余次、量多，常无里急后重 3. 水样泻，很快转为血便，再转为暗红色果酱样血便伴黏液，粪质多，腥臭 4. 腹部压痛以右下腹为主	阿米巴痢疾	1. 粪便镜检：红细胞黏集成串，少数脓细胞，有滋养体、包囊、夏科-雷登结晶 2. 粪便培养：阿米巴滋养体阳性 3. 肠镜检查：散在溃疡，边缘隆起，周围有红晕，溃疡间的肠黏膜正常
	1. 多数为血水样或果酱样腥臭血便伴腹泻 2. 腹痛呈阵发性绞痛或持续性痛伴阵发性加剧，多由脐周或上中腹开始 3. 腹部查体有不同程度的腹胀、腹肌紧张、反跳痛 4. 中等程度的发热，可有寒战、恶心、呕吐	急性出血性坏死性肠炎	肠镜检查：病变主要在空肠或回肠，肠管扩张，肠壁水肿、充血，广泛出血、坏死和溃疡形成，甚至穿孔，并附有黄色纤维素性渗出和脓苔
便血+腹痛+腹部肿块	1. 多见于小儿，2岁以下者居多 2. 突然发作剧烈的阵发性腹痛 3. 伴呕吐和果酱样血便 4. 腹部查体可扪及腊肠形、表面光滑、稍可活动、具有压痛的肿块，常位于脐右上方，右下腹触诊有空虚感 5. 可有肠梗阻症状	肠套叠	钡剂造影：结肠受阻，受阻端呈"杯口"或"弹簧"状阴影

续 表

伴随症状	临床特点	考虑疾病	需要获取的新证据
便血+腹痛+腹膜炎体征	1. 多见于老年人 2. 有冠心病史或心房颤动病史及动脉硬化表现 3. 剧烈腹部绞痛，药物不能缓解 4. 频繁呕吐，呕吐物多为血性 5. 暗红色血便 6. 腹部逐渐膨胀，压痛明显，肠鸣音消失，有腹膜刺激征	肠系膜血栓形成或栓塞	1. 血常规：白细胞>20×10⁹/L 2. 腹腔穿刺抽出血性液体 3. 腹部X线：肠腔中等或轻度胀气，有肠坏死时腹腔内大量积液 4. 腹部选择性动脉造影可确诊

2. 伴里急后重：即肛门坠胀感，自觉排便未净，排便频繁，但每次排便量少，且排便后为感轻松，提示肛门、直肠疾病，见于痢疾、直肠炎及直肠癌等（表13-2）。

表13-2 便血伴里急后重的相关疾病

伴随症状	临床特点	考虑疾病	需要获取的新证据
便后出鲜血+肛周圆形肿物	1. 无痛性间歇性便后出鲜血，大便时滴血或便纸上带血，少数呈喷射状出血，可自行停止 2. 便秘、饮酒及进食刺激性食物常是出血诱因 3. 痔脱出 4. 疼痛与不适 5. 瘙痒 6. 肛门直肠检查：肛周椭圆形肿物，压痛明显	痔	肛门镜检查可确诊
便后出鲜血+便秘+肛门疼痛	1. 青中年人 2. 排便时剧烈疼痛，便后数分钟缓解，随后再次出现疼痛，持续半小时到数小时 3. 便秘 4. 粪便表面或便纸上少量血迹，或滴鲜血 5. 肛门分泌物、肛门瘙痒 6. 肛门检查：可见肛裂"三联征"（肛裂、前哨痔、乳头肥大同时存在）	肛裂	依据病史、肛门检查可诊断
便后出鲜血+排便习惯改变+大便变细	1. 直肠刺激症状：便意频繁，排便习惯改变，便前有肛门下坠感，伴里急后重，排便不尽感，晚期有下腹痛 2. 肠腔狭窄症状：大便变形、变细，严重时出现肠梗阻表现 3. 癌肿破溃感染症状：大便表面带血及黏液，甚至脓血便	直肠癌	1. 大便潜血检查阳性 2. 直肠指诊多能发现病变 3. 内镜及活检病理诊断

3. 伴腹部肿块：便血伴腹部肿块者，应考虑结肠癌、肠套叠、溃疡型结肠炎、Crohn 病及肠道恶性淋巴瘤等（表 13-3）。

表 13-3　便血伴腹部肿块的相关疾病

伴随症状	临床特点	考虑疾病	需要获取的新证据
便血＋腹部肿块	1. 便血、黏液血便 2. 腹部隐痛 3. 查体可触及腹部肿块	结肠癌	1. 大便隐血检查阳性 2. 肿瘤标志物 CEA 常阳性 3. 内镜及活检病理诊断
便血（黏液脓血便）＋腹部肿块＋腹痛	1. 慢性病程，发作期与缓解期交替 2. 反复发作的腹泻（轻者每日排便 2~4 次，重者 10 次以上）、黏液脓血便及腹痛 3. 中、重型患者活动期常有低度至中度发热 4. 可有关节、皮肤、眼、口及肝胆等肠外表现	溃疡性结肠炎	1. 结肠镜检查：病变多从直肠开始，呈连续性、弥漫性分布，表现为黏膜血管纹理模糊、紊乱或消失、充血、水肿、易脆、出血及脓性分泌物附着；病变明显处可见弥漫性、多发性糜烂或溃疡 2. 需结肠镜及黏膜活检确诊
	1. 起病大多隐匿、缓慢渐进，慢性病程 2. 腹泻早期间歇发作，后期呈持续性，粪便多为糊状，一般无肉眼脓血病变涉及下段结肠或肛门直肠者，可有黏液脓血便及里急后重 3. 间歇性发作的右下腹或脐周腹痛，10%~20% 患者有腹部包块 4. 间歇性低热或中度热常见，少数呈弛张高热伴毒血症	克罗恩病	1. 钡餐造影：黏膜皱襞粗乱、纵行性溃疡、鹅卵石征、多发性狭窄、瘘管形成等，病变呈节段性分布 2. 结肠镜：呈节段性（非连续性）分布，见纵行溃疡，溃疡周围黏膜正常或增生呈鹅卵石样

第三步：确诊疾病后治疗方案的选择（表 13-4）

表 13-4　治疗方案

疾病名称	治疗方案
细菌性痢疾 阿米巴痢疾	1. 适当的液体和饮食疗法 2. 一般不应用止泻药 3. 细菌性痢疾给予抗菌治疗 4. 阿米巴痢疾给予甲硝唑静脉滴注

13
便
血

续　表

疾病名称	治疗方案
急性出血性坏死性肠炎	1. 一般采用非手术治疗，包括维持内稳态平衡、禁食胃肠减压、应用广谱抗生素和甲硝唑、防治脓毒血症和休克、静脉营养 2. 怀疑有肠坏死或穿孔、反复大量出血、非手术治疗不能缓解者应转诊上级医院
肠套叠	1. 回盲型或结肠型的早期、无肠坏死者，可应用空气、氧气或钡剂灌肠，使套叠复位 2. 不能复位或病期超过 48 小时，或怀疑肠坏死者应立即转诊上级医院手术治疗
肠系膜血栓形成或栓塞	转诊上级医院
痔	治疗遵循以下原则：无症状的痔无需治疗、有症状的痔无须根治、以保守治疗为主 1. 保持大便通畅、热水坐浴、外敷消炎镇痛药物 2. 注射硬化剂 3. 胶圈套装治疗 4. 保守治疗效果差、痔脱出严重、套扎治疗失败时可手术治疗
肛裂	1. 急性肛裂多可自愈，急性或初发的肛裂可采用坐浴和润便的方法治疗 2. 慢性肛裂可用坐浴、润便加以扩肛的方法 3. 经久不愈、保守治疗无效且症状重者可采用手术治疗
直肠癌	转诊上级医院
结肠癌	转诊上级医院

第四步：转院指征

①突然出现大量便血。②经治疗无好转。③怀疑肠梗阻、肠穿孔、恶性肿瘤、肠系膜血栓者。

（马少卫）

14. 腹 痛

一、概述

腹痛（abdominalgia）是指由于各种原因引起的腹腔内外脏器的病变而表现为腹部的疼痛。多与消化系统有关，但也可为全身疾病伴随症状之一。腹痛的性质和程度既受病变性质和病变严重程度的影响，也受神经和心理因素影响。病变复杂多样，涉及内、外、妇等多学科疾病，如果不恰当地检查或治疗，造成贻误病情。

二、病因

临床诊治中应仔细的询问病史，进行全面体格检查和必要的辅助检查，并结合病理生理改变进行综合分析。多考虑常见病，再分析其他少见疾病（如过敏性紫癜、结缔组织病、代谢性疾病等），此外心绞痛、急性心肌梗死、心包炎、主动脉夹层动脉瘤

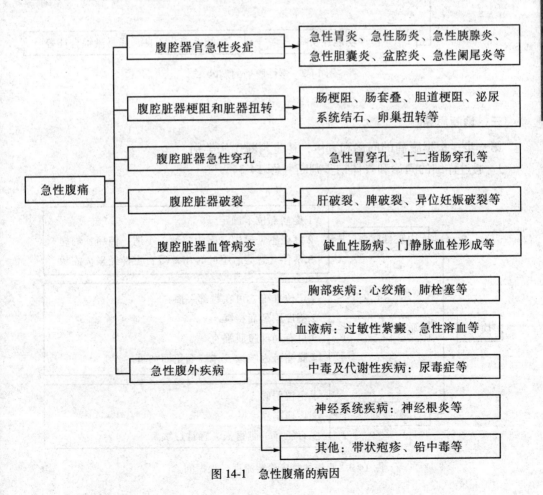

图 14-1 急性腹痛的病因

破裂等心血管疾病也常有腹痛，需仔细鉴别，并警惕、排除危重型急腹症（如重症胰腺炎、重症胆管炎、腹腔内大出血、腹主动脉瘤破裂、全小肠扭转等）。一旦怀疑是危重型急腹症，应给予维持生命体征等基本处理后立即转诊上级医院（图 14-1 至图 14-2）。

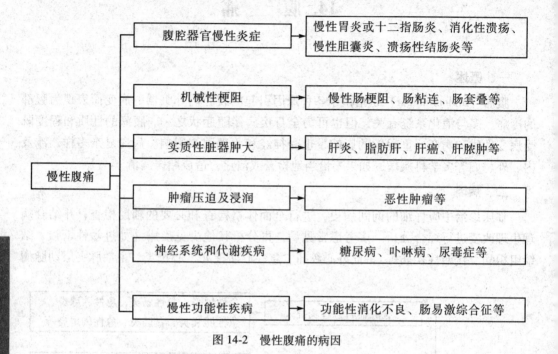

图 14-2　慢性腹痛的病因

三、诊断思路

第一步：根据腹痛的问诊和查体，初步判断疾病类别

1. 通过详细的问诊和查体初步判断（图 14-3）

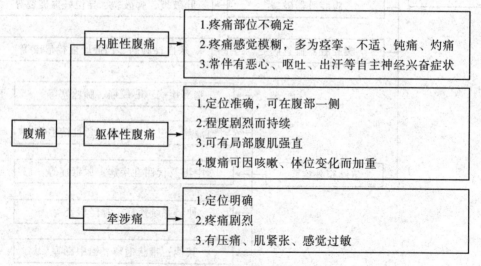

图 14-3　腹痛的临床诊治流程（根据问诊）

2. 腹内病变致急性腹痛一般由以下5种性质（图14-4）病变引起：炎症性、穿孔性、梗阻性、内脏破裂、缺血性。在诊治过程中，医生对腹痛原因判断的准确性极其关键。如持续钝痛或隐痛多提示炎症、出血性病变刺激腹膜；阵发性绞痛提示管腔梗阻、括约肌痉挛、缺血；而持续性腹痛阵发性加重提示炎症与梗阻并存。此外，详细询问患者腹痛的诱因、发作时间及发病特点有助于疾病的诊断，如餐后疼痛可能是由于胆胰疾病、胃部肿瘤或消化不良所致；周期性、节律性上腹部疼痛见于胃十二指肠溃疡；子宫内膜异位症腹痛与月经来潮有关，卵泡破裂者腹痛发生于月经间期。腹痛与体位关系：胃黏膜脱垂左侧卧位可减轻，十二指肠壅滞症患者膝胸位或俯卧位可使腹痛缓解；胰腺癌患者仰卧位疼痛明显，前倾位或俯卧位时减轻；反流性食管炎患者烧灼痛在身体前屈时明显、直立时减轻。持续性深位、剧烈腹痛而无明显的体征常是血管阻塞的提示，特别是肠系膜血管闭塞。

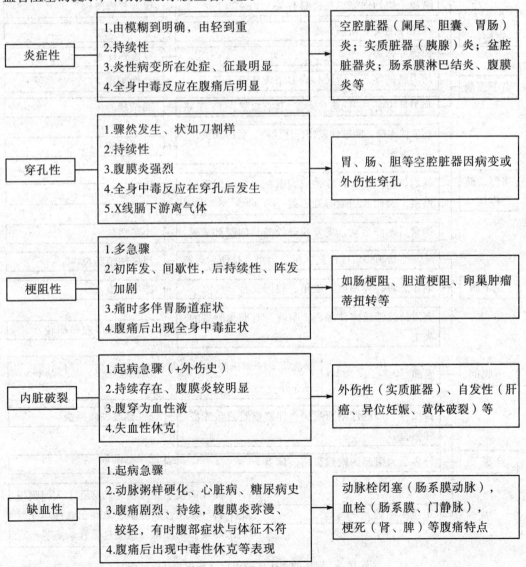

图 14-4　腹痛的临床诊治流程（根据病变性质）

3. 通过仔细查体，根据腹痛的部位、性质及程度进一步定位病变所在器官（图 14-5）。

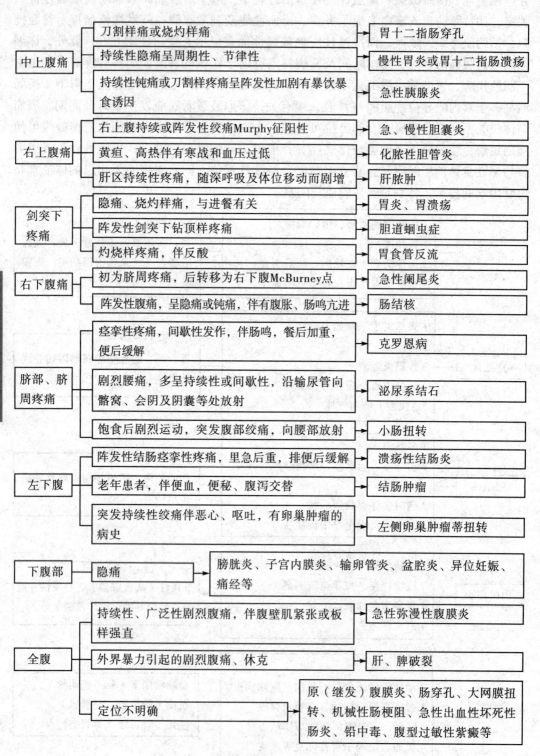

图 14-5　腹痛的临床诊治流程（根据查体）

第二步：结合腹痛伴随症状进一步缩小疾病范围

1. **腹痛伴发热**：显示炎症存在，见于急性阑尾炎、急性胆道感染、胆囊炎、肝脓肿、腹腔脓肿，也可见腹腔外疾病。伴随黄疸时见于肝、胆、胰腺等疾病，包括肝癌、胆管癌、胆道结石、化脓性胆管炎、胰腺癌等。腹痛、发热、黄疸、血红蛋白尿常见于急性溶血性贫血（表14-1）。

表 14-1　腹痛伴发热的相关疾病

伴随症状	临床特点	考虑疾病	需要获取的新证据
腹痛+发热	1. 发热：体温可达 38℃，阑尾穿孔时可达 39℃ 或 40℃，体温升高不会发生于腹痛之前 2. 转移性右下腹疼痛或发病开始即右下腹痛 3. 右下腹固定压痛，可有反跳痛及肌紧张	急性阑尾炎	1. 白细胞增多，中性粒细胞升高 2. B超或CT可以发现肿大的阑尾
	1. 感染化脓时伴高热，体温达 40℃ 2. 右上腹剧烈绞痛或胀痛，常在进脂肪餐后或夜间发作，疼痛常放射至右肩或右背部，伴恶心、呕吐 3. Murphy 征阳性	急性胆囊炎	B超显示胆囊增大、囊壁增厚、胆囊周围有渗出液，可见胆囊内结石影像
	1. 高热、寒战，体温可高达 39~40℃，弛张热，伴大量出汗、脉快等感染中毒症状 2. 肝区呈持续性钝痛或胀痛，亦可出现右肩放射痛或胸痛等 3. 肝区压痛，肝大	细菌性肝脓肿	1. 白细胞及中性粒细胞百分比明显升高，肝功能血清转氨酶可升高 2. B超示肝病变内部液性无回声暗区，内可见分隔，脓肿壁厚呈强回声，表现为"黑洞征" 3. 腹部CT：平扫时呈圆形或卵圆形低密度区，增强扫描时脓肿壁呈环状强化，而脓液不强化
	1. 一般均继发于急性腹膜炎或腹腔内手术 2. 初为弛张热，脓肿形成后持续高热，也可为中等程度的持续发热 3. 脓肿部位可有持续性钝痛，深呼吸时加重，因局限包裹，一般无腹膜炎	腹腔脓肿	1. 急性腹膜炎经治疗好转后，或腹部手术数日后出现发热、腹痛者均应想到本病，并做进一步检查 2. B超检查特别是在B引导下行诊断性穿刺，不仅可定性诊断，还可进行治疗

续　表

伴随症状	临床特点	考虑疾病	需要获取的新证据
腹痛+发热+黄疸	1. 剑突下和右下腹部疼痛，持续性剧痛，向右肩背部放射，伴恶心、呕吐 2. 尿黄，接着出现巩膜黄染，然后出现皮肤黄染伴瘙痒 3. 胆结石阻塞合并感染时表现为寒战、高热	胆总管结石	1. 生化：直接胆红素升高，碱性磷酸酶升高 2. 尿常规：尿胆红素阳性，尿胆原下降或消失 3. B超：肝内、外胆管扩张，胆总管内见结石，胆囊增大
	1. 起病急骤、发展迅猛 2. 上腹部剧烈疼痛，继而寒战高热、黄疸（Charcot 三联症） 3. 疾病继续发展可出现低血压和神志改变 4. 查体：剑突下压痛和肌紧张，肝区叩痛	急性梗阻性化脓性胆管炎	1. 血常规：白细胞和中性粒细胞计数明显增高 2. 生化：直接胆红素升高，碱性磷酸酶升高 3. 尿常规：尿胆红素阳性，尿胆原下降或消失 4. B超：肝内、外胆管不同程度地扩张，胆总管或肝内胆管结石，胆管壁增厚，胆囊增大
腹痛+黄疸	1. 持续、进行性加剧的中上腹痛或持续腰背部剧痛 2. 黄疸进行性加重 3. 明显食欲减退、体重减轻 4. 查体：可扪及囊状、无压痛、表面光滑并可推移的肿大胆囊	胰腺癌	1. 血清生化：血清碱性磷酸酶、γ-谷氨酰转肽酶及乳酸脱氢酶升高，血清胆红素进行性升高，以直接胆红素升高为主，常提示胆道有部分梗阻 2. B超：胰腺局部呈局限性肿大、密度不均质的低回声或回声增强区
	1. 肝区疼痛，持续性胀痛或钝痛 2. 肝脏进行性增大，质地坚硬，表面凹凸不平，常有大小不等的结节 3. 多为阻塞性黄疸 4. 肝硬化征象 5. 进行性消瘦、恶病质	肝癌	1. AFP>400ng/ml 2. B超：肝内占位性病变
腹痛+黄疸+血红蛋白尿	1. 短期大量溶血引起寒战、发热、头痛、呕吐、四肢腰背疼痛、腹痛，继之出现血红蛋白尿，严重者发生明显衰竭或休克 2. 其后出现黄疸	急性溶血性贫血	1. 若因输血引起，停止输血 2. 对症治疗
腹痛+肠道蛔虫病史	1. 突然发生剑突下方钻顶样绞痛，伴右肩或左肩部放射痛疼痛突发突止，无规律性 2. 临床症状重而体征轻，仅胆绞痛发作时有剑突下方深压痛	胆道蛔虫症	B超：胆管内蛔虫影像

2. 伴贫血：见于腹腔脏器破裂（肝、脾或异位妊娠）等腹腔出血性病变。伴腹膜炎时见于胃肠道穿孔、绞窄性肠梗阻、肠扭转、急性出血坏死性胰腺炎、腹腔外疾病（心肌梗死或肺炎），腹腔出血性病变时也可出现腹膜炎，但体征较轻（表14-2）。

表14-2　腹痛伴贫血的相关疾病

伴随症状	临床特点	考虑疾病	需要获取的新证据
腹痛+贫血	1. 腹痛一般并不严重，腹膜刺激征也不剧烈 2. 急性失血导致贫血、面色苍白、脉率加快，严重时脉搏微弱、血压不稳，甚至休克	肝脾破裂	一般有腹部损伤，肝癌患者有自发性肝破裂可能
	1. 女性，停经史 2. 未破裂时，下腹一侧隐痛或胀痛；破裂时，下腹部撕裂样剧痛 3. 伴里急后重、恶心呕吐、肩背部放射痛，重者可休克	异位妊娠破裂	B超：明确妊娠者子宫内不见妊娠囊 腹腔穿刺抽出不凝血
腹痛+腹膜刺激征	1. 腹痛剧烈，呈持续性，活动时疼痛加剧 2. 恶心、呕吐，呕吐物多是胃内容物 3. 可出现高热、脉速、呼吸浅快、大汗等感染中毒症状 4. 明显腹胀，腹部压痛、反跳痛及肌紧张是标志性体征，甚至呈"板状腹"	胃肠道穿孔	1. 白细胞及中性粒细胞数增高 2. 腹部立位片可见膈下游离气体，因肠麻痹可见多个小液平面 3. 诊断性腹穿抽出浑浊液体，可含食物残渣
	1. 突然发作的剧烈腹部绞痛，多在脐周常为持续性疼痛阵发性加剧 2. 呕吐频繁，腹胀以某一部位明显，有时可扪及扩张的肠袢 3. 若肠绞窄、坏死，有腹膜炎的表现	小肠扭转	腹部X线检查符合绞窄性肠梗阻的表现，有时可见空肠和回肠换位
	1. 上腹部正中偏左剧烈腹痛 2. 发热，严重的腹胀，频繁的恶心、呕吐，呕吐后不能使腹痛缓解 3. 可出现Grey-Tumer征和Cullen征	急性出血坏死性胰腺炎	1. 血尿淀粉酶升高、血钙降低 2. B超：胰腺弥漫性肿大、出血坏死时出现粗大的强回声 3. CT：肿大的胰腺内出现皂泡状的密度减低区 4. 腹腔穿刺液为血性，胰淀粉酶含量高

3. 伴反酸、嗳气提示胃溃疡、十二指肠溃疡及胃炎等（表14-3）。

表 14-3　腹痛伴反酸、嗳气的相关疾病

伴随症状	临床特点	考虑疾病	需要获取的新证据
腹痛＋反酸、嗳气＋与进餐相关	1. 腹痛多位于上腹部，也可出现在左上腹部或胸骨、剑突后 2. 常呈隐痛、烧灼样痛，为餐后痛 3. 上腹部可有轻压痛	胃溃疡	1. 上消化道造影：龛影及黏膜皱襞集中等直接征象 2. 幽门螺杆菌[14]C 呼气试验阳性 3. 胃镜可见溃疡
	1. 轻中度剑突下持续性疼痛，抑酸药有效，多为饥饿痛 2. 剑突下多有压痛	十二指肠溃疡	1. 上消化道造影：十二指肠处见龛影及黏膜皱襞集中等直接征象 2. 胃镜可见十二指肠溃疡（多位于球部）
	1. 疼痛一般为弥漫性上腹部灼痛、隐痛、胀痛等，轻症患者无症状 2. 伴胀满、恶心、呕吐，重症患者可有恶心、黑便	胃炎	胃镜：慢性非萎缩性胃炎的黏膜呈红黄相间，或黏膜肿胀增粗；萎缩性胃炎的黏膜色泽变浅，皱襞变细而平坦，黏液减少，黏膜变薄

4. 伴腹泻：提示消化吸收障碍或肠道炎症、溃疡或肿瘤，包括结直肠炎、急性胃肠炎、结直肠癌、克罗恩病、溃疡型结肠炎等（表 14-4）。

表 14-4　腹痛伴腹泻的相关疾病

伴随症状	临床特点	考虑疾病	需要获取的新证据
腹痛＋腹泻	1. 可有轻至中度下腹隐痛，有腹痛—便意—便后缓解的规律，可有血便或黏液脓血便 2. 可便秘、腹泻或便秘、腹泻交替出现 3. 常有大便不尽、里急后重感，亦可伴有肛内灼热、疼痛等感觉异常	结直肠炎	结肠镜显示结直肠黏膜充血、糜烂
腹痛＋腹泻＋不洁饮食史	1. 多发生于夏秋季，有暴饮暴食或不洁饮食史 2. 起病急，不同程度的恶心、呕吐，剧烈腹痛，频繁腹泻，多为水样便，伴里急后重 3. 体征不明显，上腹及脐周有压痛，无肌紧张及反跳痛，肠鸣音多亢进	急性胃肠炎	详见恶心与呕吐
腹痛＋腹泻＋便血	1. 直肠刺激症状：便意频繁，排便习惯改变，便前有肛门下坠感，伴里急后重，排便不尽感，晚期有下腹痛 2. 肠腔狭窄症状：大便变形、变细，严重时出现肠梗阻表现 3. 癌肿破溃感染症状：大便表面带血及黏液，甚至脓血便	结直肠癌	详见便血

伴随症状	临床特点	考虑疾病	需要获取的新证据
腹痛＋腹泻＋黏液脓血便	1. 慢性病程，发作期与缓解期交替 2. 反复发作的腹泻（轻者每日排便 2~4 次，重者 10 次以上）、黏液脓血便及腹痛 3. 中、重型患者活动期常有低度至中度发热 4. 可有关节、皮肤、眼、口及肝胆等肠外表现	溃疡性结肠炎	详见便血
腹痛＋腹泻	1. 起病大多隐匿、缓慢渐进，慢性病程 2. 腹泻早期间歇发作，后期呈持续性，粪便多为糊状，一般无肉眼脓血病变涉及下段结肠或肛门直肠者，可有黏液脓血便及里急后重 3. 间歇性发作的右下腹或脐周腹痛，10%~20% 患者有腹部包块 4. 间歇性低热或中度热常见，少数呈弛张高热伴毒血症	克罗恩病	详见便血

5. 伴血尿：常见于泌尿系统疾病（泌尿系结石）（表 14-5）

表 14-5　腹痛伴血尿的相关疾病

伴随症状	临床特点	考虑疾病	需要获取的新证据
腹痛＋血尿	1. 发病突然 2. 剧烈腰痛，疼痛多呈持续性或间歇性，并沿输尿管向髂窝、会阴及阴囊等处放射 3. 尿异常：血尿 4. 查体：肾或输尿管区压痛，无肌紧张	泌尿系结石	1. 尿常规：可见红细胞 2. 泌尿系 B 超：泌尿系统高回声影 3. 腹部平片：结石影

6. 其他（表 14-6）

表 14-6　腹痛相关的其他疾病

伴随症状	临床特点	考虑疾病	需要获取的新证据
腹痛伴皮肤紫癜	1. 上呼吸道感染史及前驱症状后 2. 首发症状皮肤紫癜，以下肢伸侧、臀部多见 3. 50%的患者出疹 1~7 天后阵发性腹绞痛、持续钝痛夜间较重，部位多不固定；症状与体征不一致 4. 可伴便血、腹泻，嗜酸粒细胞增多，关节肿痛等	过敏性紫癜（腹型）	1. 血常规：血细胞轻中度增多，嗜酸粒细胞正常或者增多，出血量多可贫血，出凝血时间、血小板计数、血块收缩时间均正常 2. 便常规：隐血阳性 3. 转上级医院

14 腹痛

续　表

伴随症状	临床特点	考虑疾病	需要获取的新证据
腹痛伴癫痫发作	1. 儿童青少年以突发脐周、上腹部剧痛（如绞痛或刀割样痛）伴有意识障碍为特点 2. 持续几分钟至数小时，一年或一日数次，可有四肢抽搐、腹肌跳动、恶心、呕吐，无发热	腹型癫痫	1. 仔细询问病史 2. 立位腹部平片除外其他疾病 3. 脑电图：痫性放电表现（棘波、尖波、棘－慢或尖-慢复合波）
腹痛	1. 急、慢性铅中毒均可在便秘数日后出现脐周、下腹部剧烈绞痛，压痛不固定，无肌紧张，持续数分钟至数小时，伴恶心、呕吐；顶压腹部绞痛处可缓解 2. 有铅作业工作史 3. 齿龈缘有铅线（灰蓝色）	铅中毒	1. 立位腹部平片除外其他疾病 2. 查血铅的含量 3. 血铅测定值一般达 $1.44 \sim 2.4\mu mol/L$ （$30 \sim 50\mu g/dl$）即有诊断意义
腹痛伴腹胀、腹水	1. 肝区持续性钝痛或胀痛 2. 查体：肝大，大量腹水	肝肿瘤	1. 上腹部 CT 可显示肝脏占位病变 2. AFP：$\geqslant 400ng/ml$，排除慢性肝炎、肝硬化、睾丸或卵巢胚胎性肿瘤以及妊娠等 3. 转上级医院

第三步： 确诊疾病后治疗方案的选择

急性腹痛多病情复杂，对临床经验不足者来说采取合理的方案、程序进行妥善处理远比追求莫衷一是的诊断重要，寻求诊断步骤和初步处理措施是相辅相成的。持续 6 小时以上的急性腹痛患者，在不能排除急腹症之前均应作为外科急腹症对待。

1. 炎症性腹痛（表 14-7）

表 14-7　炎症性腹痛的治疗方案

疾病名称	治疗方案
胃溃疡、十二指肠溃疡	1. 抑制胃酸分泌：雷尼替丁、奥美拉唑等 2. 根除 Hp：克拉霉素、甲硝唑、喹诺酮类、四环素等 3. 保护胃黏膜：铋剂（次碳酸铋）、弱碱性抗酸剂（铝碳酸镁片、磷酸铝凝胶、氢氧化铝等） 4. 当出现急性穿孔、慢性穿透性溃疡、大出血、瘢痕性幽门梗阻，稳定生命体征，及时转上级医院

疾病名称	治疗方案
胃炎	1. 去除病因，积极治疗原发病及创伤，如戒酒、停服不必要的非甾体类抗炎药等 2. 抑酸药，如雷尼替丁、奥美拉唑等 3. 胃黏膜保护剂
急性胰腺炎	1. 禁食水、胃肠减压 2. 补液防止休克 3. 镇痛解痉，如山莨菪碱、阿托品，禁用吗啡 4. 营养支持 5. 经规范治理后，临床症状继续恶化，转入上级医院 6. 胆源性胰腺炎、急性出血坏死性胰腺炎应及时转入上级医院
急性阑尾炎	1. 一般治疗：主要为卧床休息、禁食，给予水、电解质和热量的静脉输入等 2. 抗生素抗感染治疗 3. 及早手术治疗
急性胆囊炎	1. 禁食、胃肠减压，纠正水电解质异常 2. 抗生素治疗 3. 如出现：①胆囊炎伴严重的胆道感染；②胆囊炎出现并发症，如胆囊坏疽性炎症、积脓、穿孔等，或治疗效果不佳，转上级医院
腹腔脓肿	1. 补液、营养支持、抗感染治疗 2. 经皮穿刺插管引流术或切开引流术 3. 效果不佳，转上级医院
急性梗阻性化脓性胆管炎	1. 非手术控制在 6 小时以内，维持生命体征 2. 紧急手术，切开胆总管减压取出结石，解除梗阻和通畅引流胆道 3. 维持生命体征，及早转上级医院
肝脓肿	1. 全身支持疗法，维持水电解质平衡，必要时多次少量输注血浆 2. 抗生素治疗 3. 效果不佳，转上级医院
弥漫性腹膜炎	1. 对病情轻或者病程长，超过 24 小时，且腹部体征已经减轻或有减轻趋势的，或者伴有严重的心肺疾病，不能耐受手术的，可选择保守治疗：①体位，半卧位；②禁食、胃肠减压；③纠正水电解质紊乱；④抗生素：可选择第三代头孢菌素；⑤补充热量、能量 2. 经非手术治疗 6~8 小时无缓解、腹腔内原发病加重、严重的肠麻痹或中毒症状，尤其是休克患者，及时转入上级医院行手术治疗
胃肠道穿孔	维持生命体征，转上级医院

2. **梗阻性腹痛**（表 14-8）

14
腹痛

表 14-8　梗阻性腹痛的治疗方案

疾病名称	治疗方案
小肠扭转	维持生命体征，转上级医院
肾结石，输尿管结石	1. 结石<0.6cm，光滑，无尿路梗阻，无感染，先保守疗法 2. 尽可能解除引起结石的原因 3. 如有肾绞痛，解痉镇痛，如阿托品、哌替啶、吲哚美辛（消炎痛）等 4. 上述治疗无效，转上级医院
胆囊结石	1. 无症状的胆囊结石，观察、随诊 2. 当出现结石直径超过 2cm，行手术治疗
胆总管结石	1. 积极外科手术或治疗或 ERCP 下行 ODDI 括约肌切开（EST） 2. 及早转上级医院
肠梗阻	1. 先明确单纯性肠梗阻还是绞窄性肠梗阻 2. 单纯性肠梗阻先保守治疗，如胃肠减压、纠正水电解质平衡 3. 非手术治疗效果不佳或考虑绞窄性肠梗阻，转上级医院
胰腺癌	转上级医院
肠蛔虫堵塞	1. 非手术疗效较好 2. 禁食、输液 3. 可口服生植物油，还可口服枸橼酸哌嗪驱虫 4. 如腹痛剧烈，可应用解痉剂 5. 如非手术治疗无效，或并发肠扭转，出现腹膜刺激征时，转上级医院

3. 内脏破裂（表 14-9）

表 14-9　内脏破裂的治疗方案

疾病名称	治疗方案
肝脾破裂	急腹症，监测、维持生命体征，转上级医院
异位妊娠破裂	维持血压，转上级医院

4. 其他（表 14-10）

表 14-10　腹痛其他相关疾病的治疗方案

疾病名称	治疗方案
急性溶血性贫血	治疗原发病 对症处理
过敏性紫癜（腹型）	
腹型癫痫	

疾病名称	治疗方案
铅中毒	1. 脱离铅作业接触史 2. 彻底清除毒物（洗胃、导泻及皮肤清洗） 3. 使用特殊解毒剂 4. 对症处理

第四步：转院指征

由于腹痛病因繁杂，快速、准确地做出病因诊断有一定的困难。当出现以下情况时应及时转入上级医院。①考虑存在急腹症。②怀疑异位妊娠破裂、腹主动脉瘤破裂、肠系膜动脉栓塞、内脏破裂、消化性溃疡穿孔、绞窄性肠梗阻、肠套叠的病例。③所有诊断不清楚的病例。④所有需要专业外科处理的病例。

（焦晓丹　马少卫）

14
腹
痛

15. 腹　泻

一、概述

腹泻指排便次数增多，粪质稀薄，或带有黏液、脓血、未消化的食物。腹泻需与"假性腹泻"及大便失禁区别。假性腹泻仅有大便次数增加而大便量或含水量并不增加，通常见于胃肠运动功能失调或肛门、直肠疾病；大便失禁为不自主排便，一般由神经肌肉性疾病或盆底疾患所致。

二、病因

腹泻可分为急性与慢性腹泻两种。急性腹泻起病急，症状多在 2 周内自限，超过 1 个月者多属慢性腹泻，多见于急性细菌性痢疾、急性胃肠炎、霍乱等肠道感染或中毒所致。慢性腹泻按大便性状分为水样泻、炎症性腹泻和脂肪泻，致病因素较多，包括溃疡型结肠炎、克罗恩病、肠结核、结直肠癌、阿米巴痢疾等。

三、诊断思路

第一步：根据腹泻的病程初步判断疾病类别（图 15-1）

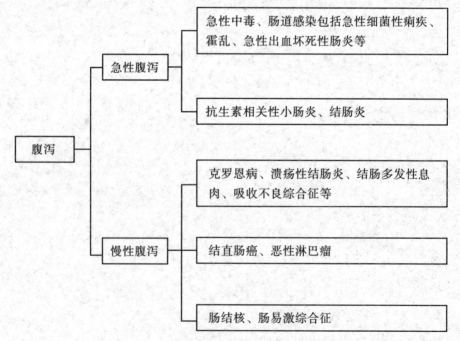

图 15-1　腹泻的临床诊治流程（根据病程）

第二步： 结合腹泻伴随症状进一步缩小疾病范围

1. 伴发热：多见于溃疡型结肠炎、克罗恩病、肠结核等（表 15-1）。

表 15-1　腹泻伴发热的相关疾病

伴随症状	临床特点	考虑疾病	需要获取的新证据
腹泻+发热	1. 反复发作的腹泻（轻者每日排便 2～4 次，重者 10 次以上）、黏液脓血便及腹痛 2. 慢性病程，发作期与缓解期交替 3. 中、重型患者活动期常有低度至中度发热 4. 可有关节、皮肤、眼、口及肝胆等肠外表现	溃疡性结肠炎	1. 结肠镜检查：病变多从直肠开始，呈连续性、弥漫性分布，表现为黏膜血管纹理模糊、紊乱或消失、充血、水肿、易脆、出血及脓性分泌物附着；病变明显处可见弥漫性、多发性糜烂或溃疡 2. 需结肠镜及黏膜活检确诊
	1. 起病大多隐匿、缓慢渐进，慢性病程 2. 腹泻早期间歇发作，后期呈持续性，粪便多为糊状，一般无肉眼脓血病变涉及下段结肠或肛门直肠者可有黏液脓血便及里急后重 3. 间歇性发作的右下腹或脐周腹痛，10%～20%患者有腹部包块 4. 间歇性低热或中度热常见，少数呈弛张高热伴毒血症	克罗恩病	1. 钡餐造影：黏膜皱襞粗乱、纵行性溃疡、鹅卵石征、多发性狭窄、瘘管形成等，病变呈节段性分布 2. 结肠镜：呈节段性（非连续性）分布，见纵行溃疡，溃疡周围黏膜正常或增生呈鹅卵石样
	1. 中青年患者，有肠外结核病史 2. 可有不同热型的长期发热，伴有盗汗、乏力、消瘦、食欲减退等结核病的全身症状 3. 腹泻（轻者每天 2～4 次，重者每日达 10 次），粪便呈糊样，一般不含脓血，不伴有里急后重，腹泻与便秘交替出现 4. 可有位于右下腹部的肿块，质中、较固定、轻至中度压痛	肠结核	1. 结核菌素试验强阳性 2. 钡剂造影：跳跃征、溃疡、肠管变形和肠腔狭窄 3. 结肠镜：回盲部炎症、溃疡、炎症息肉或肠腔狭窄 4. 病理活检发现干酪性肉芽肿可确诊

2. 腹泻和便秘交替：见于肠结核、肠易激综合征等（表 15-2）。

表 15-2 腹泻和便秘交替的相关疾病

伴随症状	临床特点	考虑疾病	需要获取的新证据
腹泻+便秘+腹痛	1. 腹泻多在晨起或餐后出现，无血便，可出现腹泻与便秘交替，便秘往往有便后不尽感 2. 腹部不适或腹痛以下腹部为主，排气或排便后缓解	肠易激综合征	行结肠镜检查或钡剂消化道造影检查等排除一切器质性疾病

3. 伴里急后重：见于结肠直肠病变为主者，如急性痢疾、直肠炎症或肿瘤等；伴腹部肿块：见于胃肠恶性肿瘤、肠结核、克罗恩病及血吸虫性肉芽肿。

第三步：确诊疾病后治疗方案的选择（表 15-3）

表 15-3 治疗方案

疾病名称	治疗方案
溃疡性结肠炎	1. 原则：控制急性发作，促进黏膜愈合，维持缓解，减少复发，防治并发症 2. 抗炎类：柳氮磺嘧啶、奥沙拉秦、美沙拉嗪 3. 糖皮质激素：急性发作期疗效好，口服泼尼松 0.75~1mg/(kg·d)，口服最大剂量一般为 60mg/d 4. 免疫抑制剂：别嘌醇 5. 对症治疗，纠正水电解质失衡 6. 患者教育：活动期充分休息，保持心情舒畅，要定期随访，不能擅自停药病情危重，并发肠穿孔或中毒性巨结肠的转上级医院
克罗恩病	1. 戒烟，强调饮食调理和营养补充 2. 柳氮磺吡啶仅适用于病变局限在结肠者，美沙拉嗪适用于回肠及结肠炎 3. 糖皮质激素是控制病情活动性最有效的药物 4. 内科治疗无效及并发症，包括肠梗阻、瘘、脓肿形成、急性穿孔或不能控制的大量出血、诊断困难者转诊上级医院进一步诊断或手术治疗
肠结核	1. 抗结核化学药物治疗 2. 对症治疗 3. 肠梗阻、肠穿孔、肠道出血内科治疗无效者、诊断困难者转诊上级医院
肠易激综合征	1. 与患者沟通，心理疗法 2. 调节生活方式，建立好的饮食和排便习惯 3. 应用解痉剂、止泻剂或导泻剂

第四步：转院指征

①3个月以下婴幼儿腹泻。②有体重下降、腹部肿块或怀疑肿瘤。③如呕吐物或便中带血，呕吐物中带胆汁，腹泻及呕吐诊断不明，需要结肠镜检的疾病。④炎性肠病患者经治疗后症状仍加重。⑤治疗不好转或恶化。

（马少卫）

16. 便　　秘

一、概述

便秘是指排便频率减少，7 天内排便次数少于 2~3 次，且排便困难，粪便干结。正常人排便习惯不一，有习惯于隔数天排便一次而并无异常者，故不能以每天排便一次作为正常排便的标准，而更应重视粪便性状的改变。

二、病因

根据病因可以分为功能性便秘和器质性便秘，其中功能性便秘发生的原因包括饮食、排便习惯的改变、应用药物、结肠传输功能障碍、结肠冗长等；功能性便秘根据病理生理改变分为慢传输型、出口梗阻型、混合型。慢传输型临床特点为排便次数减少，缺乏便意或粪质坚硬；出口梗阻型特点为排便不尽感、排便费力或排便量少，肛门、直肠下坠感。器质性便秘发生的原因包括各种原因引起的肠梗阻、肠道肿瘤、痔、肛裂或肛周脓肿等。

三、诊断思路

第一步：根据便秘的病程初步判断疾病类别（图 16-1）

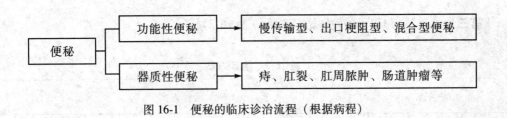

图 16-1　便秘的临床诊治流程（根据病程）

第二步：结合便秘伴随症状进一步缩小疾病范围（表 16-1）

表 16-1　便秘的临床诊治流程（根据伴随症状）

伴随症状	临床特点	考虑疾病	需要获取的新证据
便秘＋精神紧张、生活条件改变	慢传输型临床特点为排便次数减少，缺乏便意或粪质坚硬；出口梗阻型特点为排便不尽感、排便费力或排便量少，肛门、直肠下坠感	功能性便秘（慢传输型、出口梗阻型、混合型）	1. 结肠传输试验提示结肠传输减慢 2. 肛门直肠测压及排便造影检查，除外器质性病变

续 表

伴随症状	临床特点	考虑疾病	需要获取的新证据
便秘+排便习惯改+便血	1. 肠腔狭窄症状：大便变形、变细，严重时出现肠梗阻表现 2. 直肠刺激症状：便意频繁，排便习惯改变，便前有肛门下坠感，伴里急后重、排便不尽感，晚期有下腹痛 3. 癌肿破溃感染症状：大便表面带血及黏液，甚至脓血便	直肠癌	详见便血章节
便秘+肛门疼痛+便后鲜血	1. 青中年人，便秘病史 2. 排便时剧烈疼痛，便后数分钟缓解，随后再次出现疼痛，持续半小时到数小时 3. 粪便表面或便纸上少量血迹，或滴鲜血 4. 有肛门分泌物、肛门瘙痒 5. 肛门检查：可见肛裂"三联征"（肛裂、前哨痔、乳头肥大同时存在）	肛裂	依据病史、肛门检查可诊断
便秘+便后鲜血+肛周圆形肿物	1. 便秘、饮酒及进食刺激性食物常是出血诱因 2. 无痛性间歇性便后出鲜血，大便时滴血或便纸上带血，少数呈喷射状出血，可自行停止 3. 伴疼痛不适、瘙痒 4. 肛门直肠检查：肛周椭圆形肿物，压痛明显	痔	肛门镜检查可确诊

第三步：确诊疾病后治疗方案的选择（表16-2）

表 16-2 治疗方案

疾病名称	治疗方案
功能性便秘	1. 保持合理饮食和良好的生活习惯 2. 治疗便秘的药物有刺激性泻剂、高渗性泻剂、容积性泻剂、大便软化剂、电解质液、润滑剂等 3. 经长期药物治疗无效的顽固性便秘可转诊上级医院，考虑手术治疗
痔、肛裂、肛周脓肿	1. 主要因排便疼痛、紧张、焦虑导致，积极治疗原发病 2. 给予适当的缓泻剂

第四步：转院指征

患者无明显原因便秘或近期排便习惯改变需要进一步检查。有慢性症状且对简单措施无效的患者。

（马少卫）

17. 黄 疸

一、概述

黄疸是由于血清中胆红素升高致使皮肤、黏膜和巩膜发黄的症状和体征。体内的胆红素主要来源于血红蛋白。血液循环中衰老的红细胞经单核巨噬细胞系统的破坏和分解，成为胆红素、铁和珠蛋白。正常人每日由红细胞破坏生成的胆红素占总胆红素的80%~85%。另外的胆红素来源于骨髓幼稚红细胞的血红蛋白和肝内含有亚铁血红素的蛋白质，这些胆红素称为旁路胆红素，占总胆红素的15%~20%。

上述形成的胆红素称为游离胆红素或非结合胆红素（UCB），与血清白蛋白结合而输送，不溶于水，不能从肾小球滤出，故尿液中不出现游离胆红素。非结合胆红素通过血液循环运输至肝脏，形成结合胆红素（CB）。结合胆红素为水溶性，可通过肾小球滤过从尿中排出。结合胆红素从肝细胞经胆管排入肠道后，在回肠末端及结肠经细菌酶的分解与还原作用形成尿胆原。尿胆原大部分从粪便排出，称为粪胆原。小部分（10%~20%）经肠道吸收，通过门静脉血回到肝内，其中大部分再转变为结合胆红素，又随胆汁排入肠内，形成所谓"胆红素的肠肝循环"。被吸收回肝的小部分尿胆原经体循环由肾排出体外。

正常情况下，血中胆红素浓度保持相对恒定，血清总胆红素（TB）为1.7~17.1μmol/L（0.1~1mg/dl），胆红素在17.1~34.2μmol/L（1~2mg/dl），临床不易察觉，称为阴性黄疸，超过34.2μmol/L（2mg/dl）时可出现临床可见黄疸。

二、诊断思路

黄疸的诊断较为复杂，正确的诊断取决于对胆红素代谢紊乱的理解，区别不同类型的黄疸，再根据临床及生化异常，综合临床表现、实验室与影像学检查结果，结合可能的病因与病变部位作出病因诊断。

第一步：根据黄疸的临床表现初步判断疾病类别（图17-1）

根据血生化及尿常规检查区分3种黄疸类别（表17-1）。

表17-1 溶血性黄疸、肝细胞性黄疸与胆汁淤积性黄疸的鉴别

	血清胆红素（μmol/L）			尿胆红素（μmol/L）	
	CB	UCB	CB/TB	尿胆红素	尿胆原
正常人	0~6.8	1.7~10.2	0.2~0.4	阴性	0.84~4.2
溶血性黄疸	轻度增加	明显增加	<0.2	阴性	明显增加
肝细胞性黄疸	中度增加	中度增加	0.2~0.5	阳性	正常或轻度增加
胆汁淤积性黄疸	明显增加	轻度增加	>0.5	强阳性	减少或缺如

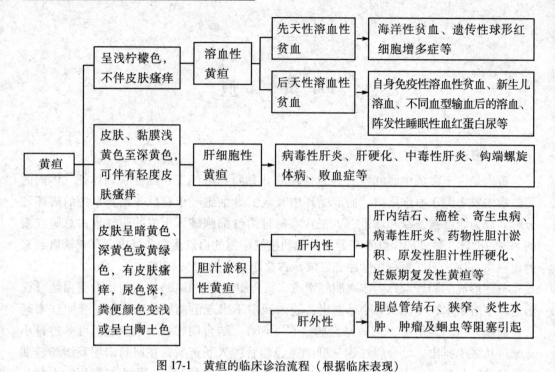

图 17-1　黄疸的临床诊治流程（根据临床表现）

第二步：结合伴随症状进一步缩小疾病范围

1. 溶血性黄疸：凡能引起溶血的疾病都可引发溶血性黄疸。急性溶血常见于输血并发症。慢性溶血常见的有遗传性球形红细胞增多症、自身免疫性溶血性贫血。其他疾病如海洋性贫血、阵发性睡眠性血红蛋白尿、蚕豆病等也可引起溶血性黄疸（表 17-2）。

表 17-2　溶血性黄疸

伴随症状	临床特点	考虑疾病	需要获取的新证据
黄疸+贫血	1. 间歇性黄疸、反复发生的溶血性贫血和不同程度的脾大 2. 阳性家族史	遗传性球形红细胞增多症	1. 外周血：小球形红细胞增多大于10%，红细胞破坏增多，贫血 2. 红细胞渗透脆性增加 3. 骨髓红系代偿性增生
	1. 起病缓慢，多见于成年女性 2. 贫血、黄疸、脾大 3. 感染等诱因使溶血加重 4. 近4个月内无输血和特殊药物应用史	自身免疫性溶血性贫血	1. 抗人球蛋白试验（Coombs试验）：阳性 2. 血清胆红素轻或中度升高，以间接胆红素为主，尿胆原增多

2. **肝细胞性黄疸**：由各种致肝细胞严重损害的疾病引起，常见的有病毒性肝炎、

肝硬化，其他疾病如中毒性肝炎、钩端螺旋体病、败血症等（表17-3）。

表17-3　肝细胞性黄疸

伴随症状	临床特点	考虑疾病	需要获取的新证据
黄疸＋持续性右上腹痛	1. 面色晦暗、皮肤及巩膜黄染、尿色深 2. 持续性右上腹钝痛或胀痛，肝区不适 3. 消化吸收不良、营养不良 4. 出血和贫血 5. 不孕不育、蜘蛛痣、肝掌 6. 肝轻度至中度肿大，质地软而表面光滑	病毒性肝炎	1. 血生化：转氨酶升高、胆红素不同程度升高 2. 肝炎筛查
黄疸＋腹水＋脾大	1. 起病隐匿，发展缓慢，肝病病史 2. 皮肤及巩膜黄染、尿色深 3. 消化吸收不良、营养不良 4. 出血和贫血 5. 不孕不育、蜘蛛痣、肝掌 6. 下肢水肿、腹水、脾大 7. 肝肿大不明显，而质地较硬边缘不整，表面有小结节感	肝硬化	1. 血生化：转氨酶升高、白蛋白降低；失代偿期可出现结合胆红素和总胆红素升高，胆红素的持续升高是预后不良的重要指标 2. 血常规：血小板降低 3. B超：腹水、脾大、肝脏形态变化 4. 胃镜：食管-胃底静脉曲张

3. 胆汁淤积性黄疸：由于胆道阻塞、胆汁中的胆红素反流入血引起。常见于胆总管结石、急性化脓性胆管炎、胆道蛔虫症、胰腺癌、胆管癌、肝癌等，详细内容见腹痛（表17-4）。

表17-4　胆汁淤积性黄疸

伴随症状	临床特点	考虑疾病	需要获取的新证据
进行性无痛性黄疸	进行性无痛性黄疸，深色尿、巩膜及皮肤黄染、陶土便、皮肤瘙痒等	胆管癌	1. 生化：血总胆红素和直接胆红素明显升高，ALP明显升高 2. 尿胆红素阳性 3. CA19-9升高 4. B超：肿瘤上方胆管扩张

第三步：治疗方案的选择及转院指征

黄疸的诊断及病因复杂，常需综合临床表现、实验室与影像学检查结果方能诊断，治疗方案复杂，乡镇卫生院往往不具备诊断及治疗条件，建议转诊上级医院。

（马少卫）

18. 腰 背 痛

一、概述

腰背痛是常见的临床症状之一。许多疾病可以引起腰背痛，其中局部病变占多数，可能与腰背部长期负重、其结构易于损伤有关。邻近器官病变波及或放射性腰背痛也极为常见。在临床诊疗过程中，应仔细询问病人的疼痛时间、起病缓急、疼痛部位、疼痛的性质、疼痛的程度、疼痛的诱因及缓解因素、疼痛的演变过程、伴随症状和职业特点。

二、病因及诊断思路

第一步：根据病因初步判断疾病类别（图 18-1）

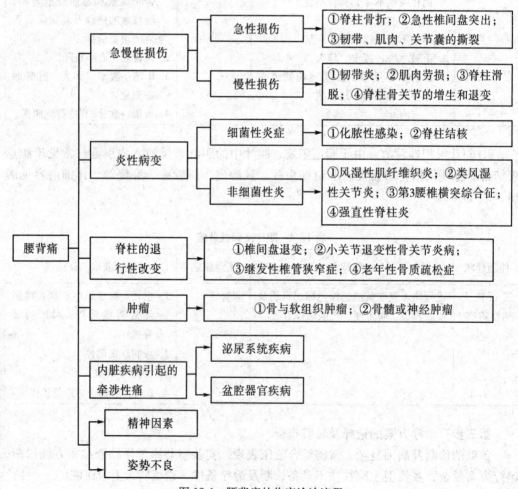

图 18-1　腰背痛的临床诊治流程

第二步：结合伴随症状特点进一步缩小疾病范围

1. 脊椎病变（表 18-1）

表 18-1　脊椎病变

伴随症状	临床特点	考虑疾病	需要获取的新证据
腰痛+坐骨神经痛+脊柱畸形错位	1. 主要为腰痛和坐骨神经痛，有时疼痛剧烈，运动后缓解，可有下肢麻木、冷感和间歇性跛行 2. 查体：脊柱侧凸，直腿抬高试验阳性	椎间盘突出	1. X 线片上有时可见椎间隙变窄、椎体边缘增生等退行性改变，是一种间接的提示，部分患者可以有脊柱偏斜、脊柱侧凸 2. CT 可较清楚地显示椎间盘突出的部位、大小、形态和神经根、硬脊膜囊受压移位的情况，同时可显示椎板及黄韧带肥厚、小关节增生肥大、椎管及侧隐窝狭窄
腰背痛+脊柱畸形错位+活动受限	1. 有明显外伤史 2. 骨折部位有压痛和叩击痛，并有活动障碍	脊椎骨折	CT 检查可以显示出椎体的骨折情况
活动受限	晨起时感腰痛、酸胀，僵直而活动不便，活动腰部后疼痛好转，但过多活动后腰痛又加重	增生性脊柱炎	1. 下肢后伸试验常呈阳性 2. X 线检查：可见椎体边缘有不同程度增生，或有椎间隙变窄、生理弧度改变
长期低热	1. 缓慢起病，在出现脊髓症状的同时有低热、纳差、消瘦、盗汗等 2. 疼痛局限于病变部位，呈隐痛、钝痛或酸痛，晚期可有脊柱畸形、冷脓肿和脊髓压迫症状 3. 有结核病史	结核性脊柱炎	1. 脑脊液细胞数轻度增高，白细胞数十个至数百个 2. 脊柱 X 线：椎体破坏、脊柱后突和成角畸形、椎旁冷脓肿形成
畏寒高热	1. 起病急骤，有畏寒、高热及寒战等毒血症症状 2. 剧烈腰背痛，有明显压痛和叩击痛，不能翻身或转颈	化脓性脊柱炎	1. 血常规：白细胞计数增多 2. 早期 X 线检查往往无异常发现，至少在 1 个月后才出现椎体内虫蚀状破坏，一旦出现 X 线征象后发展迅速，向邻近椎体蔓延，可见椎旁脓肿，并有硬化骨形成，最后形成骨桥或椎体间骨性融合。CT 与 MRI 检查可以提前发现椎体内破坏灶与椎旁脓肿
活动受限	顽固性腰背痛、剧烈而持续，休息和药物均难以缓解，并有放射性神经根痛	脊椎肿瘤	转诊上级医院

18

腰背痛

2. 脊柱旁组织病变（表 18-2）

表 18-2　脊柱旁组织病变

伴随症状	临床特点	考虑疾病	需要获取的新证据
脊柱畸形和活动受限	1. 腰痛为酸胀痛，休息后可缓解，但卧床过久又感不适，稍事活动后又减轻，活动过久疼痛再次加剧 2. 在疼痛区有固定压痛点，该点位置常在肌肉起止点附近或神经肌肉结合点，在压痛点进行叩击疼痛反可减轻	腰肌劳损	X 线检查多无异常，少数或可有骨质增生或脊柱畸形
活动受限	1. 腰背部弥漫性钝痛，尤以两侧腰肌及髂嵴上方更为明显局部疼痛、发凉、皮肤麻木、肌肉痉挛和运动障碍 2. 疼痛特点：晨起后，日间轻，傍晚复重，长时间不活动或活动过度均可诱发疼痛，病程长，且因劳累及气候变化而发作 3. 查体时患部有明显的局限性压痛点，触摸此点可引起疼痛和放射，有时可触到肌筋膜内有结节状物	腰肌纤维织炎	1. 有明显的局限性压痛 2. 用普鲁卡因痛点注射后疼痛消失

3. 脊神经根病变（表 18-3）

表 18-3　脊神经根病变

伴随症状	临床特点	考虑疾病	需要获取的新证据
脊柱畸形和活动受限	常因一条或多条脊神经后根受压而产生烧灼痛、撕裂痛或钻痛，并可放射到相应的皮肤节段，活动脊柱、咳嗽、喷嚏时可引起疼痛加剧，适当改变体位可获减轻并可有感觉障碍	脊髓压迫症	正位、侧位 X 线片：良性肿瘤可见椎弓间距增宽、椎弓根变形或模糊、椎间孔扩大、椎体后缘凹陷或骨质疏松和破坏；转移性肿瘤常见骨质破坏，病程早期可无任何变化
	1. 突发剧烈头痛、呕吐、面色苍白、全身冷汗 2. 不同程度的意识障碍和精神症状 3. 脑膜刺激征：青壮年病人多见且明显，伴有颈背部痛。老年患者、出血早期或深昏迷者可无脑膜刺激征 4. 其他临床症状：如低热、腰背腿痛、偏瘫等	蛛网膜下腔出血	头部 CT：脑池和蛛网膜下腔高密度出血征象
	下背部和腰骶部疼痛，并有僵直感，疼痛向臀部及下肢放射，腰骶部有明显压痛，严重时有节段性感觉障碍、下肢无力、肌萎缩、腱反射减退	腰骶神经根炎	

4. 其他（表 18-4）

表 18-4　腰背痛相关的其他疾病

伴随症状	临床特点	考虑疾病	需要获取的新证据
伴尿频，尿急，排尿不尽，血尿	肾炎、肾盂肾炎、泌尿道结石、结核、肿瘤、肾下垂和肾积水等多种疾病可引起腰背痛。不同疾病有其不同特点，肾炎呈深部胀痛，位于腰肋三角区，并有轻微叩痛；肾盂肾炎腰痛较鲜明，叩痛较明显；肾脓肿多为单侧腰痛，常伴有局部肌紧张和压痛；肾结石多为绞痛，叩痛剧烈；肾肿瘤引起的腰痛多为钝痛或胀痛，有时呈绞痛	泌尿系统疾病	尿常规、腹部 X 线平片、超声检查、肾活检等泌尿系统检查异常
尿频、尿急、排尿困难；月经异常、痛经、白带过多	男性前列腺炎和前列腺癌常引起下腰骶部疼痛，伴有尿频、尿急、排尿困难；女性慢性附件炎、宫颈炎、子宫脱垂和盆腔炎可引起腰骶部疼痛，且伴有下腹坠胀感和盆腔压痛	盆腔器官疾病	腹部 X 线平片、腹部超声检查等检查异常
嗳气，反酸，上腹胀痛；腹泻或便秘	胃十二指肠溃疡，后壁慢性穿孔时直接累及脊柱周围组织，引起腰背肌肉痉挛出现疼痛，于上腹部疼痛的同时，可出现下胸上腰椎区域疼痛。急性胰腺炎，常有左侧腰背部放射痛；1/4 的胰腺癌可出现腰背痛，取前倾坐位时疼痛缓解，仰卧位时加重。溃疡性结肠炎和克罗恩病于消化道功能紊乱的同时，常伴有下腰痛	消化系统疾病	胃镜、钡餐等消化系统检查异常
咳嗽、咳痰	背痛的同时常伴有呼吸系统症状及体征，胸膜病变时常在深呼吸时加重，而脊柱本身无病变、无压痛、运动不受限	呼吸系统疾病	胸部平片、肺部 CT 等呼吸系统检查异常

第三步：确诊疾病后治疗方案的选择

1. 脊椎病变（表 18-5）

表 18-5　脊椎病变相关疾病的治疗方案

疾病名称	治疗方案
椎间盘突出	1. 绝对卧床休息 2. 牵引治疗 3. 皮质激素硬膜外注射 4. 手术治疗需转上级医院治疗

续 表

疾病名称	治疗方案
脊椎骨折	1. 椎压缩不到 1/5 者，或年老体弱不能耐受复位及固定者可仰卧于硬板床上 2. 椎体压缩高度超过 1/5 的青少年及中年伤者，采用两桌法过仰复位 3. 爆裂型骨折的治疗：对没有神经症状的爆裂型骨折的伤员，经 CT 证实没有骨块挤入椎管内者，可以采用双踝悬吊法复位 4. 屈曲-牵拉型损伤及脊柱移动性骨折-脱位者，都需做经前后路复位及内固定器安装术
增生性脊柱炎	1. 卧木板床 2. 腰背肌锻炼 3. 腰围保护 4. 药物疗法 5. 按摩疗法 6. 手术治疗需转上级医院治疗
结核性脊椎炎	明确诊断后应即进行正规抗结核治疗
化脓性脊柱炎	1. 早期联合应用大剂量抗生素，并根据细菌培养和药敏试验结果及时调整。静脉给药 1 个月后改为口服，直至症状消失、血沉恢复正常为止。加强支持疗法 2. 急性期应严格卧床，可根据情况选用石膏床或用石膏腰围固定，时间一般不应少于 3 个月或至血沉恢复正常为止 3. 手术治疗转上级医院治疗
脊椎肿瘤	转上级医院治疗

2. 脊柱旁组织病变（表 18-6）

表 18-6　脊柱旁组织病变相关疾病的治疗方案

疾病名称	治疗方案
腰肌劳损	1. 避免过劳、矫正不良体位 2. 适当功能锻炼 3. 理疗、推拿、按摩等舒筋活血疗法 4. 药物治疗 5. 封闭疗法 6. 物理治疗
腰肌纤维组织炎	1. 一般治疗：解除病因，注意保暖，局部热敷，防止受凉。急性期注意休息 2. 药物治疗：消炎镇痛药（如吲哚美辛、布洛芬、芬必得，应严格控制使用皮质激素类药物）、维生素类药物（维生素 E 及维生素 B_1 对原发性肌筋膜炎有一定疗效），采用中医中药疗效很好 3. 封闭疗法：2% 普鲁卡因 4~15ml，加泼尼松龙 25mg，痛点封闭每周 1 次，3~5 次为 1 疗程，可连续 3~4 个疗程，绝大多数病例均可治愈 4. 中医疗法：中医药结合热敷、按摩等方法治疗，疗效稳定理想，不复发 5. 理疗、按摩治疗

3. 脊神经根病变（表18-7）

表18-7　脊神经根病变相关疾病的治疗方案

疾病名称	治疗方案
脊髓压迫症	转上级医院治疗
蛛网膜下腔出血	1. 出血急性期绝对卧床、严密观察生命体征，头痛剧烈者给予镇痛、镇静等 2. 伴颅内压增高时应用甘露醇脱水，给予地塞米松或甲泼尼龙减轻脑水肿，合并脑室内出血或脑积水可行脑室穿刺外引流 3. 如病情允许尽早行脑血管造影，明确病因，针对病因治疗 4. 维持电解质平衡 5. 抗纤溶酶药物治疗 6. 抗惊厥药物 7. 尼莫地平抗血管痉挛
腰骶神经根炎	1. 病因治疗 2. 药物治疗：可选用泼尼松或地塞米松，同时使用 B 族维生素、辅酶 Q10、胞二磷胆碱等药物，以促进神经修复及功能的改善，亦可使用地巴唑、加兰他敏、碘化钾等，以改善循环促进炎症吸收。疼痛明显者可使用卡马西平（酰胺咪嗪）或苯妥英钠等治疗 3. 理疗：局部热敷、按摩等均有一定疗效

4. 其他（表18-8）

表18-8　腰背痛相关的其他疾病治疗方案

疾病名称	治疗方案
泌尿系统疾病	1. 病因治疗 2. 药物治疗：糖皮质激素等 3. 根据基础疾病情况对症治疗 4. 体外震波碎石需转上级医院治疗
盆腔器官疾病	1. 病因治疗 2. 药物治疗 3. 根据基础疾病情况对症治疗 4. 手术治疗需转上级医院治疗
消化系统疾病	1. 改变患者不良生活方式 2. 药物治疗：抑酸药（质子泵抑制剂或 H_2 受体拮抗剂） 3. 根据基础疾病情况对症治疗 4. 手术治疗需转上级医院治疗
呼吸系统疾病	1. 卧床休息、吸氧、镇痛 2. 抗感染治疗 3. 对症支持治疗：退热、止咳化痰、吸氧

18
腰背痛

第四步：转院指征

腰背痛是临床最常见的症状，内科、外科、神经科、妇科等疾病均能引起腰背痛。多由肌肉、骨骼、内脏疾病引起。由于腰背痛病因繁杂，快速、准确地做出病因诊断有一定的困难。当出现下列情况时宜转至大中型综合医院救治：①严重的神经根病变，有进展性神经功能损害。②急性脊髓病变：包括炎症、结构改变（如椎间盘突出）、脊柱化脓、结核等疾病。③脊髓压迫症、蛛网膜下腔出血或其他威胁生命的疾病。④脊柱骨折。⑤怀疑肾脏或盆腔器官以及胃肠道、呼吸系统疾病，需要内镜检查。⑥怀疑腰背部原发或转移性肿瘤性疾病，需要进一步明确诊断。⑦经治疗后症状无好转的患者或持续疼痛3个月而不能明确病因。⑧原有疼痛症状突然出现，疼痛范围扩大、疼痛时间延长、伴随症状增加的患者。

（韩玉祥）

18

腰背痛

19. 关 节 痛

一、概述

关节疼痛主要是由于关节炎或关节病引起。关节疼痛牵涉范围非常广泛并且种类繁多，因此关节疼痛的诊断至关重要。当对一个患有关节疼痛的患者作出诊断时，如同其他症状学一样，建议首先考虑多种疾病的可能，而非局限于某一特定病种。详细的病史有利于作出可靠的鉴别诊断，这一诊断常能在临床检查和简单的实验室检查时得到证实。比如我们要考虑：①关节症状的类型；②是否有关节肿胀史；③晨僵的持续时间；④是否有伴随症状。

二、诊断思路

第一步：根据关节痛原因和性质初步判断疾病类别（图 19-1）

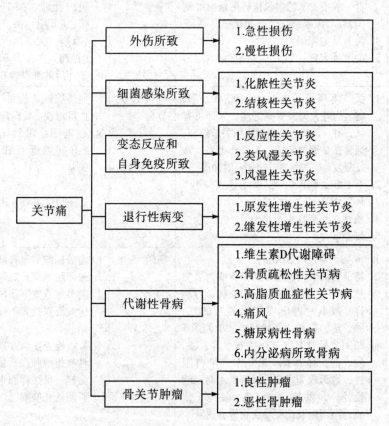

图 19-1　关节痛的临床诊治流程（根据病因）

第二步：结合关节痛伴随症状进一步缩小疾病范围（表 19-1）

19

关
节
痛

表 19-1 关节痛的临床诊治流程（根据伴随症状）

伴随症状	临床特点	考虑疾病	需要获取的新证据
关节痛+高热、畏寒	1. 起病急，高热、畏寒 2. 受感染关节剧烈疼痛、肿胀、压痛、皮温高	化脓性关节炎	1. 血沉、C-反应蛋白、白细胞增多 2. 血培养阳性 3. 关节穿刺液白细胞增多 4. X线：关节肿胀、积液、关节间隙增宽
关节痛+低热、乏力	1. 多为单发病灶，起病缓慢，症状隐匿 2. 关节疼痛、肿胀 3. 有盗汗、消瘦、纳差	结核性关节炎	结核菌素试验、结核抗体、血沉、胸部及关节X线片、痰涂片等
关节痛+晨僵+关节畸形	1. 对称性关节疼痛，近侧指间关节常见，其次为手、腕、膝、肘、踝、肩和髋伴有压痛、肿胀 2. 晨僵 3. 关节畸形，最常见的是腕和肘关节强直、掌指关节的半脱位、手指向尺侧偏斜、"天鹅颈"、"纽扣花样"等 4. 关节功能障碍 5. 关节外表现：如类风湿结节等	类风湿性关节炎	1. 类风湿因子：阳性，但阴性者也不能排除 2. 抗环瓜氨酸肽抗体阳性 3. 血沉、C-反应蛋白升高 4. X线：（Ⅰ期）关节周围软组织肿胀、关节端骨质疏松；（Ⅱ期）关节间隙变窄；（Ⅲ期）关节面虫蚀样改变；（Ⅳ期）关节半脱位和关节破坏后的纤维性和骨性强直
关节痛+心肌炎	1. 关节疼痛呈游走性，以膝、踝、肘、腕、肩等大关节受累为主，局部可有红、肿、灼热、疼痛和压痛关节疼痛，通常在2周内消退，无变形遗留，常反复发作，气候变冷或阴雨时加重 2. 有心肌炎临床表现，如心慌、气短 3. 环形红斑 4. 稍硬、无痛性皮下结节 5. 舞蹈病	风湿性关节炎	1. 血清抗链O检测：阳性 2. 血沉增快、C反应蛋白升高 3. 心电图：窦性心动过速、P-R间期延长和各种心律失常
关节痛+血尿酸升高	1. 多见于40岁以上男性 2. 特征性关节炎：①多在午夜或清晨突然起病，关节剧痛，呈撕裂样、刀割样；数小时内出现受累关节的红、肿、热、痛和功能障碍。②单侧第1跖关节最常见，其余为趾、踝、膝、腕、指、肘关节。③发作常呈自限性，数天或2周自行缓解。④高尿酸血症。⑤发热。⑥劳累、受寒、饮酒、高蛋白及高嘌呤食物等易诱发 3. 痛风石 4. 尿路结石或肾绞痛发作 5. 秋水仙碱试验性治疗有效	痛风	1. 血液尿酸明显升高 2. 尿尿酸测定：升高 3. 关节液或皮下痛风石抽取物中发现双折光的针形尿酸盐结晶 4. X线检查：急性期见非特征性软组织肿胀；慢性期见穿凿样、虫蚀样圆形或弧形的骨质透亮缺损

续 表

伴随症状	临床特点	考虑疾病	需要获取的新证据
关节痛+皮肤红斑、光过敏	红斑狼疮多发于育龄妇女，可累及身体多系统多器官，光过敏、低热和多器官损害为其特点	自身免疫性疾病	血尿常规，生化全项，抗核抗体、ENA 多肽抗体、抗心磷脂抗体、抗 ds-DNA 抗体等需转诊上级医院
关节痛 + 紫癜 + 腹痛、腹泻	儿童、青少年多见，有过敏史，腹痛，有时被误诊为阑尾炎	关节型过敏性紫癜	过敏原检测、病毒检测、尿常规等

第三步：确诊疾病后治疗方案的选择（表 19-2）

表 19-2　治疗方案

疾病名称	治疗方案
外伤性关节炎	1. 急性损伤：镇痛、止血，必要时去上级医院手术治疗 2. 慢性损伤：镇痛、功能锻炼
化脓性关节炎	1. 全身支持疗法：降温、维持水电解质平衡、增强抵抗力 2. 广谱抗生素，药敏检验后依据结果选用敏感抗生素 3. 局部治疗：关节冲洗、严格消毒
结核性关节炎	1. 药物治疗：抗结核治疗 2. 手术治疗：早期在有效抗结核治疗控制下，及时而彻底清除病灶坏死物，可缩短疗程，防止畸形还可采用寒性脓肿穿刺和单纯滑膜切除术，需转上级医院治疗 3. 加强营养：急性期关节制动，症状缓解后适当活动，尽量保持关节功能
类风湿关节炎	治疗的目的在于控制病情，改善关节功能和预后。治疗的原则是早期治疗、联合用药和个体化 1. 一般治疗：适当的休息、理疗、体疗、外用药、正确的关节活动和肌肉锻炼等 2. 药物治疗包括：①非甾类抗炎药有镇痛抗炎作用，但不能控制病情；②改善病情抗风湿药如甲氨蝶呤、来氟米特；③糖皮质激素；④生物制剂如肿瘤坏死因子-α 拮抗剂、白细胞介素-1 拮抗剂等；⑤植物药制剂如雷公藤、白芍总苷等 3. 外科治疗：经过积极内科正规治疗，病情仍不能控制，为纠正畸形、改善生活质量可考虑手术治疗 4. 其他治疗：对于少数经规范用药疗效欠佳，血清中有高效价自身抗体、免疫球蛋白明显增高者可考虑免疫净化，如血浆置换或免疫吸附等治疗
风湿性关节炎	治疗原则：去除病因，消灭链球菌感染灶；抗风湿治疗，迅速控制临床症状；治疗并发症和合并症，改善预后；实施个别化处理原则 1. 一般治疗：注意保暖、防潮 2. 抗生素的应用：清除咽部链球菌感染，如青霉素等 3. 抗风湿治疗，首选非甾体抗炎药 4. 治疗并发症和合并症

续 表

疾病名称	治疗方案
痛风	1. 急性期的治疗：应祛除诱因并控制关节炎的急性发作，常用药物包括：①非甾类抗炎药：急性期首选的镇痛药物，症状控制后停药；②秋水仙碱：非甾类抗炎药无效时可考虑应用，开始时小量口服，直至症状缓解或出现药物副作用时停药；③糖皮质激素，有肾功能不全的患者，急性期可以考虑糖皮质激素 2. 缓解期的治疗：主要目的为降低血尿酸水平，预防再次急性发作如别嘌醇、苯溴马隆的应用，但降尿酸药物可能诱发急性关节炎，因此在急性期不宜使用 3. 无症状高尿酸血症的治疗：包括减肥、控制血脂、减少非必要的利尿剂应用、控制饮食等
关节受累型过敏性紫癜	1. 以支持治疗为主，去除过敏原以及监测腹部和肾脏并发症。大多数患者几周内可以康复，无需治疗 2. 非甾体类抗炎药有助于缓解关节疼痛而并不加重皮肤紫癜，但肾功能不全的患者需要慎用 3. 伴有肾脏或消化道症状者可使用激素治疗
退行性关节病	以膝关节最为多见，非手术疗法是为了达到阻止病情发展、减轻关节疼痛和僵硬，预防关节畸形以及改善关节运动和稳定 1. 休息 2. 关节运动 3. 可由扶拐或人扶避免受累关节持重 4. 急性炎症期，尤其对持重关节使用牵引，以防止关节面粘连和关节囊挛缩，一直用到急性炎症消退 5. 理疗 6. 保持良好的力学体位 手术疗法是针对减轻疼痛，改善关节功能，矫正畸形和对线不良，减小垂直负荷和剪力，消除腐蚀关节面的关节内病因，以及疾病明显地进行性发展又是手术适应证时，可考虑人工关节置换建立新的关节。关节固定术只是减轻疼痛和起到关节功能稳定的一种方法，必须在其他更保守的手术不可能和已经失败时才使用
维生素 D 代谢障碍	维生素 D 代谢障碍所致的骨质软化性骨关节病，加强阳光照射、补充维生素 D 和钙、磷等摄入
骨质疏松性关节病	老年性骨质疏松症是由于老化所致的钙调节激素失衡使骨形成障碍，治疗以应用骨形成促进剂为主 1. 钙制剂 2. 钙调节剂：主要包括维生素 D、雌激素、降钙素 3. 雌激素：能提高具有抑制骨吸收作用的降钙素的活性，还能促进肠道对钙的吸收 4. 氟化物：主要能刺激成骨细胞的成骨活性和骨形成能力 5. 双膦酸盐：目前较为公认的意见：①存在低骨量或有轻微损伤致骨折史者应考虑给予干预治疗；②对伴有低骨量的绝经后骨质疏松妇女及在无禁忌情况下，仍首先推荐应用激素替代治疗；③对已有骨折史的绝经骨质疏松妇女，首先推荐阿仑膦酸钠，然后依次为其他双膦酸盐制剂、维生素 D；④对伴有性腺功能低下的男性骨质疏松患者，应予雄激素替代治疗；⑤对长期居住在室内的老年人，应补充适量的维生素 D 6. 运动疗法：缺乏生理活动可导致失用性骨质疏松，剧烈的锻炼可刺激骨量增加。一般认为，只有载荷锻炼才对骨有正性效果，才能防止负重骨骨量的丢失 7. 营养疗法：多使用含钙食品，主要是奶制品及豆制品，3 杯牛奶能提供 900mg 元素钙

疾病名称	治疗方案
骨关节良性肿瘤	良性肿瘤如骨样骨瘤、骨软骨瘤、骨巨细胞瘤和骨纤维异常增殖症，给予非甾体抗炎药缓解症状，转上级医院行关节镜或手术治疗
骨关节恶性肿瘤	恶性骨肿瘤如骨肉瘤、软骨肉瘤、骨纤维肉瘤、滑膜肉瘤和转移性骨肿瘤，应用强效镇痛药，转上级医院积极手术治疗
少见的药物性关节病	1. 大剂量应用铁葡聚糖可使类风湿关节炎症状加重 2. 关节内反复注射皮质激素可引起关节软骨的破坏性改变，而导致关节疼痛 3. 大剂量长期应用皮质激素可诱发股骨头坏死、产生髋关节疼痛 4. 停用相关药物，给予镇痛对症治疗

第四步：转院指征

由于关节痛病因复杂，快速、准确地做出病因诊断有一定的困难。当出现下列情况时宜转至大中型综合医院救治：①外伤造成关节损伤严重，疼痛剧烈、不能缓解患者。②怀疑关节急性感染全身用药不能缓解的患者。③怀疑风湿性疾病，不能确诊需做多种自身抗体检测的患者。④怀疑肿瘤性疾病，需要进一步明确诊断。⑤经治疗后症状无明显好转的患者。⑥各种关节病变需要关节镜或关节外科手术的患者。

20. 血　尿

一、概述

正常人的尿液中没有红细胞或仅偶尔有少数红细胞。血尿是指离心沉淀尿中每高倍镜视野≥3个红细胞，或非离心尿液超过1个或1小时尿红细胞计数超过10万，或12小时尿沉渣计数超过50万，均示尿液中红细胞异常增多。

二、病因

血尿病因很多，最常见是由泌尿系统疾病引起，少部分由全身性疾病或邻近器官病变导致（图20-1）。

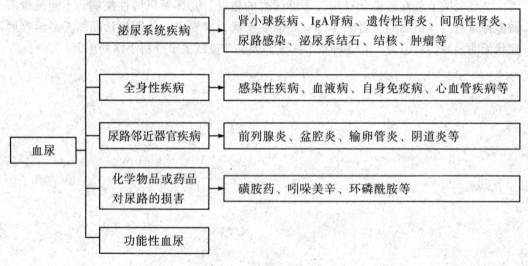

图20-1　血尿的病因

三、诊断思路

由于发病年龄、血尿性质、持续时间、影响因素、伴随症状都可以影响血尿的诊断，在临床诊疗过程中判断以血尿为主诉的病人，应仔细询问病史，详细查体，常规进行血尿便常规、凝血功能、肝肾功能、腹部超声波以及X线等检查，首先应排除危及生命的疾病，如急进型肾炎、血小板减少症、系统性红斑狼疮、白血病等。一旦怀疑是以上疾病应给予维持生命体征等基本处理后立即转诊上级医院。血尿诊断的具体临床思路为：

第一步：根据血尿性质初步判断疾病类别（图20-2）

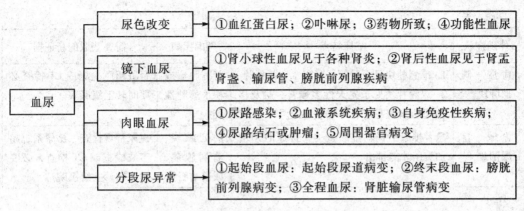

图 20-2　血尿的临床诊治流程（根据性质）

20
血
尿

第二步：结合血尿伴随症状进一步缩小疾病范围

1. 泌尿系统疾病：伴有水肿、蛋白尿、高血压者考虑肾实质性疾病，伴有尿频、尿急、尿痛、发热或腰痛者考虑膀胱炎或肾盂肾炎。伴有肾绞痛考虑肾脏或输尿管结石。伴有下腹部肿块者考虑肾脏肿瘤、积水或肾脏囊肿。伴有排尿困难者考虑前列腺疾病（表 20-1）。

表 20-1　泌尿系统疾病

伴随症状	临床特点	考虑疾病	需要获取的新证据
血尿＋蛋白尿＋高血压	全身水肿、顽固性高血压有或无肾功能异常	各种肾炎综合征或肾病综合征	1. 24 小时尿蛋白定量检测尿渗透压检查，免疫球蛋白+补体检测，乙肝五项检测 2. 肾脏超声波检查或 CT 检查 3. 肾脏活检病理诊断明确病理类型（转上级医院）
血尿＋尿路刺激征	尿频、尿急、尿痛为主要表现，伴有或不伴有发热、寒战以及腰痛，多为单侧并伴有肾区叩击痛。血尿可为肉眼血尿或镜下血尿以及白细胞尿或脓尿	急性膀胱炎、尿道炎、急性肾盂肾炎	1. 血尿便常规检测，尿细菌培养，必要时血液培养 2. 泌尿系统超声波检查
血尿＋肾绞痛	1. 疼痛特点是突然发作剧烈疼痛，疼痛从患侧腰部开始沿输尿管向下腹部、腹股沟、大腿内侧、睾丸或阴唇放射，可持续几分钟或数十分钟，甚至数小时不等；发作时常伴有恶心、呕吐、大汗淋漓、面色苍白、辗转不安等症状，严重者可导致休克	肾脏或输尿管结石	1. 血尿常规检查 2. 泌尿系统超声检查或 CT 检查。青年女性需除外卵巢囊肿蒂扭转、宫外孕、急性输卵管炎等

续　表

伴随症状	临床特点	考虑疾病	需要获取的新证据
血尿＋腹部肿块	1. 单侧肿块见于肿瘤、肾积水、肾囊肿 2. 双侧肿块见于先天性多囊肾，触及移动性肾脏见于肾下垂或游走肾	肾脏肿瘤或积水囊肿性疾病	肾脏超声检测或 CT 检查必要时转上级医院
血尿＋排尿困难	患者排尿不畅、排尿费力，排尿时须增加腹压才能排出	前列腺炎、前列腺癌、尿道结石等	血尿常规检查、泌尿系统超声波检查或 CT 检查，必要时需转诊上级医院

2. 全身性疾病：除了有血尿外，还有其他系统疾病的一些表现，如发热、贫血、紫癜、瘀斑、关节痛、皮疹、心悸、胸闷、气短等系统性表现。此时应考虑有多系统受累（表20-2）。

表 20-2　全身性疾病

伴随症状	临床特点	考虑疾病	需要获取的新证据
血尿＋发热、皮疹、关节痛	1. 多系统受累，尿蛋白阳性 2. 可有血液系统受累及贫血、血小板减少等	系统性红斑狼疮、系统性血管炎	需转诊上级医院检测免疫球蛋白补体、自身抗体、ANCA 等
血尿＋出血点、瘀斑	有贫血、出血表现	白血病、再障性贫血、血小板减少性紫癜	血常规检查、腹部超声、需转诊上级医院检查出凝血时间、骨髓穿刺术等进一步确诊
血尿＋心悸、气短	血尿伴呼吸困难、心悸、气短，听诊心脏瓣膜有杂音	亚急性心内膜炎、恶性高血压或肾脏动静脉血栓形成	需转诊上级医院

3. 其他（表20-3）

表 20-3　血尿相关的其他疾病

伴随症状	临床特点	考虑疾病	需要获取的新证据
血尿＋邻近器官疾病	腹腔或盆腔内输尿管、膀胱邻近的脏器，如急慢性前列腺炎、精囊炎、盆腔炎、输卵管炎等炎症病变或直肠结肠肿瘤可累及尿道而出现血尿，可有相关器官病变的临床变现，如下腹不适、疼痛、月经不规则、便血、便秘等改变	急慢性前列腺炎、精囊炎、盆腔炎、输卵管炎、直肠结肠肿瘤	血常规检查，腹部超声检查转诊上级医院

伴随症状	临床特点	考虑疾病	需要获取的新证据
血尿＋药物应用史	有些药物如解热镇痛药、脱水剂、抗生素、吡唑酮类消炎、镇痛药、长效组胺 H_1 受体拮抗剂、抗肿瘤药：如环磷酰胺静注后发生出血性膀胱炎可能引起血尿，需引起足够地重视	有反复应用此类药物出现血尿	不用或慎用此类药品
血尿＋过量运动	血尿仅出现在剧烈运动后或直立时，平卧后消失	功能性血尿	避免剧烈运动

第三步：确诊疾病后治疗方案的选择

1. 泌尿系统疾病（表 20-4）

表 20-4 泌尿系统疾病的治疗方案

疾病名称	治疗方案
急性肾小球肾炎	休息，低盐低蛋白饮食，治疗感染灶，对症治疗包括利尿消肿、降血压，预防心脑合并症
慢性肾小球肾炎肾病综合征	休息，低盐低蛋白饮食，应用 ACEI 或 ARB 类药物降低尿蛋白，转上级医院肾脏活检，以制订下一步治疗方案
急进型肾小球肾炎	立即转诊上级医院
遗传性肾炎	转诊上级医院
膀胱炎、尿道炎、急性肾盂肾炎	1. 口服或静脉应用头孢类或喹诺酮类抗生素 5～7 天行泌尿系超声检查，多饮水、勤排尿 2. 静脉应用头孢类或喹诺酮类抗生素 2 周做尿培养，选择敏感药物，并做泌尿系统超声检查除外有无复杂性肾盂肾炎。必要时转上级医院
泌尿系统结石	1. 对症治疗：解痉、镇痛、补液、抗炎、中药治疗 2. 排石治疗：结石直径<1.0cm、肾功能好、无合并感染、病程短、能活动的患者选用 3. 溶石治疗：服用药物，大量饮水，调节尿液 pH 值，控制饮食种类等方法，适合于尿酸盐及胱氨酸结石 4. 结石大者转上级医院体外碎石或手术取石
多囊肾	无任何方法可以阻止疾病的发展。早期发现，防止并发症的发生与发展，及时正确地治疗已出现的并发症至关重要
肾结核	转专科医院治疗
泌尿系统肿瘤	转上级医院治疗
肾脏动静脉血栓形成	转上级医院治疗

2. 全身性疾病（表 20-5）

表 20-5　全身性疾病的治疗方案

疾病名称	治疗方案
自身免疫性疾病	临床常见者有系统性红斑狼疮、结节性多动脉炎、皮肌炎、类风湿关节炎、干燥综合征等，应转诊上级医院
血液病	临床常见的有白血病、血小板减少性紫癜、过敏性紫癜、再生障碍性贫血和血友病等，应转诊上级医院
感染性疾病	常见者有败血症、流行性出血热、猩红热、钩端螺旋体病等，需转诊上级医院
心血管疾病	可引起血尿者有亚急性感染性心内膜炎、急进性高血压、慢性心力衰竭，需转诊上级医院

3. 其他（表 20-6）

表 20-6　血尿相关的其他疾病的治疗方案

疾病名称	治疗方案
尿路邻近器官疾病	转诊上级医院
化学物品或药物损害	立即停用此类药物，避免再次使用
功能性血尿	不做剧烈运动

第四步：转院指征

由于血尿病因较多，泌尿系统疾病多见，其他系统疾病亦不少见，故快速、准确地做出病因诊断有一定的困难。当出现下列情况时宜转至大中型综合医院救治：①明确诊断或怀疑急进型肾炎患者。②怀疑是血液病或其他威胁生命的疾病。③怀疑自身免疫性疾病，需要进一步化验检查。④怀疑肿瘤性疾病，需要进一步明确诊断。

（段建召）

21. 尿频、尿急、尿痛

一、概述

尿频是指单位时间内排尿次数增多，正常成人白天排尿4~6次、夜间0~2次、次数明显增多称尿频，尿频是一种症状。尿急是指不能自控排尿或排尿有急迫感，尿意一来即需排尿，不可稍有懈怠；或排尿之后又有尿意，急需排尿，主要由于尿道、膀胱、前列腺因炎症或异物刺激所致，常伴有尿痛。尿痛是指病人排尿时尿道或伴耻骨上区、会阴部位疼痛，其疼痛程度有轻有重，常呈烧灼样，重者痛如刀割。尿痛常见于尿道炎、前列腺炎、前列腺增生、精囊炎、膀胱炎、尿路结石、膀胱结核、肾盂肾炎等。尿频、尿急和尿痛同时出现称为膀胱刺激征。一般来说，上述三个症状可单独出现，也可同时出现。

二、病因及诊断思路

临床上常见病因多与泌尿系统的器官病变相关。在临床诊疗过程中，判断以尿频、尿急、尿痛为主诉的病人，应仔细询问病史，详细查体，常规进行血尿便常规、泌尿系统超声波检查。尿频、尿急和尿痛诊断的具体临床思路为：

第一步：根据排尿变化初步判断疾病类别（图21-1）

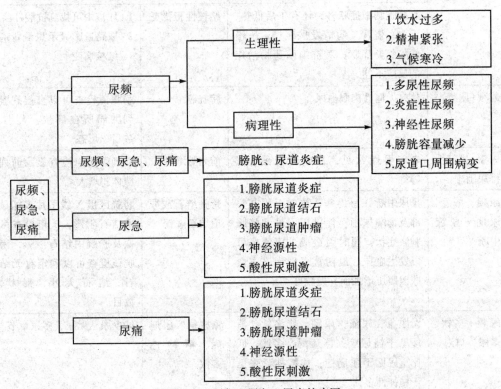

图 21-1　尿频、尿急、尿痛的病因

第二步：结合各自伴随症状进一步缩小疾病范围（表21-1）

表21-1　尿频、尿急、尿痛的临床诊治流程

伴随症状	临床特点	考虑疾病	需要获取的新证据
尿频+尿急、尿痛	全身症状轻微，多不发热、无腰痛，只有尿频、尿急、尿痛、脓尿和终末血尿，甚至全程肉眼血尿	单纯急性膀胱炎	1. 尿常规检查白细胞和红细胞增多 2. 尿培养阳性 3. 膀胱超声检查
	伴有会阴部、腹股沟和睾丸胀痛者	急性前列腺炎	1. 前列腺液常规检查白细胞增多 2. 前列腺超声检查前列腺增大，内部回声不均匀
	有膀胱刺激症状外，还有寒战、高热和肾区叩痛	急性肾盂肾炎	1. 血常规检查白细胞及中性粒细胞增多 2. 尿常规检查白细胞、红细胞、蛋白、管型和细菌 3. 尿细菌培养每毫升尿有菌落 10^5 以上 4. 泌尿系统超声或 CT 检查
	有膀胱刺激症状外，还有午后低热、乏力、盗汗、病情发展缓慢，呈慢性膀胱炎症状，对抗细菌药物治疗的反应不佳	结核性膀胱炎	1. 尿液中可找到抗酸杆菌 2. 尿路造影显示患侧肾有结核病变
尿频+尿急	伴有无痛性肉眼血尿	膀胱癌	膀胱镜检查可以直接观察到肿瘤所在部位、大小、数目、形态
尿频+进行性排尿困难	老年男性常见，有尿流变细、尿等待	前列腺增生	前列腺超声检查显示前列腺体积增大
尿频、尿急、尿痛+尿流中断	排尿中断并感疼痛，放射至阴茎头部及远端尿道，伴排尿困难和膀胱刺激症状，同时因造成黏膜溃疡可以发生血尿，最初常表现为终末血尿因腹压增加而并发脱肛	膀胱结石或尿道结石嵌顿	膀胱区摄 X 线平片多能显示结石阴影，B 超检查可探及膀胱内结石声影，膀胱镜检查可以确定有无结石、结石大小、形状、数目
尿频+多饮、多尿、口渴	无尿急、尿痛、尿频，伴多饮、消瘦见于糖尿病；伴烦渴、多饮、低比重尿见于尿崩症；伴精神紧张见于精神性多饮	糖尿病、尿崩症、精神性多饮	见少尿、无尿、多尿章节

第三步：确诊疾病后治疗方案的选择（表 21-2）

表 21-2　治疗方案

疾病名称	治疗方案
单纯性膀胱炎、尿道炎	1. 尽快给予抗菌药物 2. 初始治疗 2~3 天后进行临床评估，根据患者病情变化调整抗菌药物 3. 对症支持治疗：退热，多饮水，勤排尿
急性肾盂肾炎	1. 急性肾盂肾炎伴有发热、显著的尿路刺激症状，或有血尿的急性肾盂肾炎患者应卧床休息，每天饮水量应充分，多饮水，多排尿，使尿路冲洗，促使细菌及炎性分泌物的排出，并降低肾髓质及乳头部的高渗性，不利于细菌的生长繁殖 2. 急性肾盂肾炎大多起病急且病情重，应根据患者症状、体征的严重程度决定治疗方案。在采尿标本做细菌定量培养及药敏报告获得之前，要凭医生的经验决定治疗方案。鉴于肾盂肾炎多由革兰阴性菌引起，故一般首选革兰阴性杆菌有效的抗生素，但应兼顾治疗革兰阳性菌感染。有败血症时应转诊上级医院
结核性膀胱炎	转诊专科医院
膀胱癌	以手术治疗为主，失去手术机会的采用放疗或化疗
前列腺增生	1. 对症状轻微者可观察，无需治疗 2. 药物治疗：前列腺药物治疗目前认为有一定效果的为 5α-还原酶抑制剂、α-受体阻滞剂、抗雄激素及衍生物、植物药等 3. 手术治疗为前列腺增生的重要治疗方法，可转诊上级医院
糖尿病	见少尿、无尿、多尿
尿崩症	见少尿、无尿、多尿
精神性多饮	营养神经，调节情绪

第四步：转院指征

由于尿频、尿急、尿痛在泌尿系统疾病多见，故在诊断方面结合辅助检查能比较迅速做出正确判断，发现有肿瘤性疾病或需要手术才能处理的问题应及时转院，避免耽误治疗。

（段建召）

22. 少尿、无尿、多尿

一、概述

正常成年人每 24 小时尿量为 1000~2000ml。如 24 小时尿量少于 400ml，或每小时少于 17ml 称为少尿；如 24 小时尿量少于 100ml，12 小时完全无尿称为无尿；如 24 小时尿量超过 2500ml 称为多尿。

二、病因及诊断思路

少尿、无尿是临床上很多科室尤其外科、急诊科、心内科、消化科经常遇到，引起少尿、无尿、多尿的原因较多，包括肾脏本身的疾病、肾前性和肾后性因素也不少见。在临床诊疗过程中应仔细询问病史，详细查体，常规进行心电图（ECG）、X 线胸片、血尿便常规、凝血功能、心肌酶、肝功能等检查，首先应排除危及生命的急症，如休克、心律失常、心肌梗死、重症急性肾炎、急进型肾炎、急性肾小管坏死以及尿路急性梗阻等，一旦怀疑是以上疾病应给予维持生命体征等基本处理后立即转诊上级医院。少尿、无尿、多尿诊断的具体临床思路为：

第一步：根据尿量变化初步判断疾病类别（图 22-1）

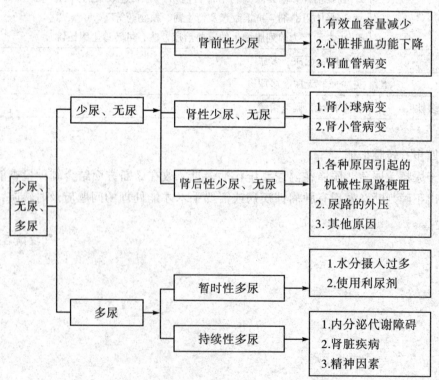

图 22-1　少尿、无尿、多尿的临床诊治流程（根据尿量）

第二步：结合伴随症状进一步缩小疾病范围

1. 肾前性少尿：有血容量不足表现或心排出量减少表现以及肾脏血管狭窄或堵塞改变（表22-1）。

表22-1 肾前性少尿

伴随症状	临床特点	考虑疾病	需要获取的新证据
少尿+心悸、气促、胸闷	有高血压和冠状动脉粥样硬化性心脏病，其诱因主要是感染、心律失常、水电解质紊乱、过度疲劳、精神压力过重、环境气候急剧变化及妊娠、分娩并发其他疾病等，多见于老年人	各种心脏病引起的心功能不全	1. 心电图、心脏超声 2. 心肌酶检查酶学升高 3. BNP数值升高
少尿+乏力、腹水	有肝硬化病史，伴有食欲差、皮肤黄染或肝功能异常，中老年人多见	肝肾综合征	1. 血清肌酐浓度>133μmol/L 2. 腹部超声检查及尿常规检查排除肾实质性疾病
少尿+肾绞痛	多见于老年人或血液高凝状态病人，突发肾区疼痛，难以忍受	肾动脉血栓形成或肾结石	1. 血尿常规、凝血常规检查 2. 泌尿系统超声或肾脏血管CT检查见肾动脉内充盈缺损或结石影
少尿+腹泻、呕吐	有急性胃肠炎表现，可伴有腹痛	有效血容量减少	1. 监测血压、心率变化 2. 积极补液治疗后观察尿量

2. 肾性少尿：有各种肾炎、肾病综合征或间质性肾炎临床表现。有接触毒物或重金属病史。应考虑急性肾小管坏死（表22-2）。

表22-2 肾性少尿

伴随症状	临床特点	考虑疾病	需要获取的新证据
少尿+蛋白尿、水肿	见于不同年龄段人群，有高血压、高脂血症和低白蛋白血症	肾病综合征	1. 尿蛋白>3.5g/d 2. 血浆白蛋白<30g/L 3. 高脂血症 4. 免疫球蛋白+补体检测、乙肝五项检测等确定病因 5. 肾脏活检病理诊断明确病理类型（转上级医院）
少尿+血尿、水肿	见于不同年龄段人群，血尿明显，甚至有肉眼血尿，高血压显著，可迅速发展至无尿甚至需要透析	急进性肾炎、急性肾炎	1. 24小时尿蛋白定量增高 2. 生化检查显示肾功能异常 3. 免疫球蛋白、自身抗体监测，ANCA和抗GBM抗体检测查找病因 4. 转上级医院肾活检

续 表

伴随症状	临床特点	考虑疾病	需要获取的新证据
少尿＋用药史	多见于中老年人，有药物过敏史、皮疹，肾功能可有异常	急性间质性肾炎	1. 尿常规：无菌性白细胞尿、血尿及蛋白尿 2. 肾脏超声有肾功能损害 3. 转上级医院肾活检
少尿＋毒物、重金属接触史	很快出现少尿或无尿，伴有恶心、呕吐	急性肾小管坏死	1. 监测血压、心率变化 2. 积极补液治疗，观察尿量 3. 转上级医院透析治疗

3. 肾后性少尿：各种原因引起的机械性梗阻如结石、血凝块、坏死组织阻塞输尿管、膀胱进出口或后尿道多见（表22-3）。

表22-3 肾后性少尿

伴随症状	临床特点	考虑疾病	需要获取的新证据
少尿＋排尿困难	见于老年男性，有尿流变细、尿等待、进行性排尿困难	前列腺增生	前列腺超声检查显示前列腺体积增大
少尿＋下腹肿块	多见于老年人，可有浅部淋巴结肿大	输尿管受压	腹部CT检查显示输尿管受压
少尿＋腹痛、血尿	有肾结石病史，可反复发作，腹痛时有血尿，疼痛难以忍受	输尿管结石	1. 尿常规检查常能见到肉眼或镜下血尿 2. 输尿管超声能显示结石影 3. 转上级医院取石

4. 多尿：询问患者是暂时性的还是持续性的多尿，判断是生理性还是病理性改变（表22-4）。

表22-4 多尿

伴随症状	临床特点	考虑疾病	需要获取的新证据
多尿＋烦渴、多饮	1. 青年人为多见 2. 尿比重<1.010，24小时尿量可多达5~10L，但最多不超过18L，尿色淡如清水	尿崩症	1. 禁水试验、加压素治疗试验有助于区别中枢性或肾性尿崩症 2. X线颅骨片、鞍区CT或MRI检查发现颅内占位性病变，有助于继发性疾病的诊断

伴随症状	临床特点	考虑疾病	需要获取的新证据
多尿＋多食、多饮	多见于肥胖的中老年人，部分人有家族史，日见消瘦，血糖升高	糖尿病	1. 空腹血糖及餐后2小时血糖升高 2. 多系统检查（心血管、肾脏、神经、眼底等）看有无受累及
多尿＋高血压、低钾	多见于中青年人，血压难以控制，有周期性瘫痪	原发性醛固酮增多症	1. 肾上腺B超和肾上腺CT协助鉴别肾上腺腺瘤与增生，并确定腺瘤的部位 2. 血浆肾素活性、血管紧张素Ⅱ降低
多尿＋酸中毒、骨痛	可见于任何年龄段，有低血钾或高血钾、四肢无力表现	肾小管酸中毒	1. 血液pH值降低，自身抗体检测 2. 详细询问有无家族史 3. 转上级医院治疗
多尿＋高钙血症	可伴有不明原因的骨痛、病理性骨折、尿路结石、血尿、尿路感染或顽固性消化性溃疡	原发性甲状旁腺功能亢进症	1. 血总钙、游离钙和血甲状旁腺素水平升高或高钙抑制试验不被抑制 2. 甲状旁腺超声检查
多尿＋神经症状	多见于中年女性，饮水多，化验检查无异常	精神性多饮	心理咨询治疗

第三步： 确诊疾病后治疗方案的选择

1. 肾前性少尿（表22-5）

表22-5　肾前性少尿的治疗方案

疾病名称	治疗方案
休克	寻找引起休克的原因，积极治疗原发病扩充血容量，纠正酸中毒，应用血管活性药物
心功能不全	明确引起心功能不全的原因，积极治疗原发病，防治感染，注意输液、输血总量与速度，去除其他病因及诱因，应用强心药物、利尿剂，伴周围血管阻力增高者可使用血管扩张剂。必要时转上级医院
严重心律失常	转上级医院
肾动脉狭窄	转上级医院
肾动脉栓塞	应用抗凝剂，转上级医院
高血压危象	降低血压后转上级医院

2. 肾性少尿（表22-6）

表 22-6　肾性少尿的治疗方案

疾病名称	治疗方案
重症急性肾小球肾炎	休息，低盐、低蛋白饮食，治疗感染灶，对症治疗包括利尿消肿、降血压，预防心脑合并症
肾病综合征	休息，低盐、低蛋白饮食，应用 ACEI 或 ARB 类药物降低尿蛋白，转上级医院做肾脏活检，制订下一步治疗方案
急进型肾小球肾炎	立即转诊上级医院
急性间质性肾炎	1. 停用致敏药物 2. 免疫抑制治疗 3. 透析治疗
急性肾小管坏死	营养支持，注意休息，对症治疗，控制血压，限盐、限水

3. 肾后性少尿（表 22-7）

表 22-7　肾后性少尿的治疗方案

疾病名称	治疗方案
泌尿系统结石	1. 对症治疗：解痉、镇痛、补液、抗炎、中药治疗 2. 排石治疗：结石直径<1.0cm，肾功能好，无合并感染，病程短，能活动的患者可选用 3. 溶石治疗：服用药物、大量饮水、调节尿液 pH 值、控制饮食种类等方法适合于尿酸盐及胱氨酸结石 4. 结石大者转上级医院体外碎石或手术取石
腹膜后淋巴瘤	转上级医院治疗
泌尿系统肿瘤	转上级医院治疗
前列腺增生	1. 对症状轻微者可观察，无需治疗 2. 药物治疗：前列腺药物治疗目前认为有一定效果的为 5α-还原酶抑制剂、α-受体阻滞剂、抗雄激素及衍生物、植物药等 3. 手术治疗为前列腺增生的重要治疗方法可转诊上级医院

4. 持续性多尿（表 22-8）

表 22-8　持续性多尿的治疗方案

疾病名称	治疗方案
尿崩症	1. 中枢性尿崩症：药物以抗利尿激素（ADH）类似物替代治疗为首选之后是病因的治疗，根据不同病因选择相应治疗 2. 肾性尿崩症：可以选择噻嗪类利尿剂、吲哚美辛等

疾病名称	治疗方案
糖尿病	1. 糖尿病宣传教育和管理 2. 自我血糖监测 3. 药物治疗 （1）磺脲类药物：2 型糖尿病患者经饮食控制、运动、降低体重等治疗后，疗效尚不满意者均可用磺脲类药物 （2）双胍类降糖药：适用于肥胖型 2 型糖尿病单用饮食治疗效果不满意者；2 型糖尿病单用磺脲类药物效果不好者；1 型糖尿病用胰岛素治疗病情不稳定者；2 型糖尿病改用胰岛素治疗者；可加用双胍类药物 （3）α 葡萄糖苷酶抑制剂：1 型和 2 型糖尿病均可使用，可以与磺脲类、双胍类或胰岛素联用 （4）胰岛素增敏剂：可以单用，也可用磺脲类、双胍类或胰岛素联用，有肝脏病或心功能不全者不宜应用 （5）格列奈类胰岛素促分泌剂 　　严重肝、肾功能不全；合并严重感染；糖尿病酮症、酮症酸中毒期间；孕妇；禁用磺脲类及双胍类药物 4. 胰岛素治疗 （1）1 型糖尿病：需要用胰岛素治疗 （2）2 型糖尿病：口服降糖药失效者先采用联合治疗方式，仍无效者停用口服降糖药 5. 运动治疗 6. 饮食治疗
原发性甲状旁腺功能亢进	1. 有症状或有并发症的原发性甲旁亢患者首选手术治疗，术后酌情补充钙剂及维生素 D 制剂 2. 高钙危象患者（血 Ca≥3.5mmol/L）给予以下紧急处理后立即转诊上级医院 （1）扩容、促进尿钙排泄：使用生理盐水补充细胞外液容量，容量补足后可同时使用呋塞米（速尿），注意电解质（血钾）变化，尤其是老年患者的心、肾功能 （2）抑制骨吸收药物：降钙素，静脉使用双膦酸盐 （3）H_2 受体拮抗剂：如西咪替丁 （4）纠正电解质紊乱：如低血钾 3. 药物治疗适应证 （1）病变定位不明确 （2）无症状或症状轻微的血钙水平轻度升高 （3）拒绝或不能耐受手术者 使用双膦酸盐、降钙素、H_2 受体拮抗剂等

续　表

疾病名称	治疗方案
原发性醛固酮增多症	药物治疗：手术治疗效果欠佳的患者，或不愿手术或不能耐受手术的患者均可用药物治疗，可选用以下药物： 1. 醛固酮拮抗药：首选螺内酯 2. 钙通道阻滞药 3. 血管紧张素转换酶抑制剂 4. 抑制醛固酮合成的药物 5. 垂体因子抑制剂 6. 糖皮质激素 需手术者转上级医院治疗
肾小管浓缩不全	治疗引起肾小管慢性损害的原发病

第四步：转院指征

　　由于少尿、无尿、多尿在临床各科中经常遇到，涉及的病种较多，因此遇到此类患者需仔细询问病史，仔细做体格检查，结合基本的化验检查，迅速作出判断，对是否有腹腔内出血、严重心脏病、严重心律失常、高血压危象以及急进型肾炎、急性肾衰竭和急性尿路梗阻、高钙危象患者（血 Ca≥3.5mmol/L），经基本处理后应及时转院，避免耽误治疗。

（段建召）

23．尿 失 禁

一、概述

尿失禁是由于膀胱括约肌损伤或神经功能障碍而丧失排尿自控能力，使尿液不自主地流出。其发生机制主要包括：①尿道括约肌受损；②逼尿肌无反射；③逼尿肌反射亢进；④逼尿肌括约肌功能协同失调；⑤膀胱膨出。

二、病因

尿失禁的病因可分为下列几项：①先天性疾患，如尿道上裂；②创伤，如妇女生产时的创伤、骨盆骨折等；③手术，成人为前列腺手术、尿道狭窄修补术等；儿童为后尿道瓣膜手术等；④各种原因引起的神经源性膀胱。尿失禁可以发生在任何年龄及性别，尤其是女性及老年人。尿失禁除了令人身体不适外，更重要的是它会长期影响患者的生活质量，严重影响着患者的心理健康，被称为"不致命的社交癌"。

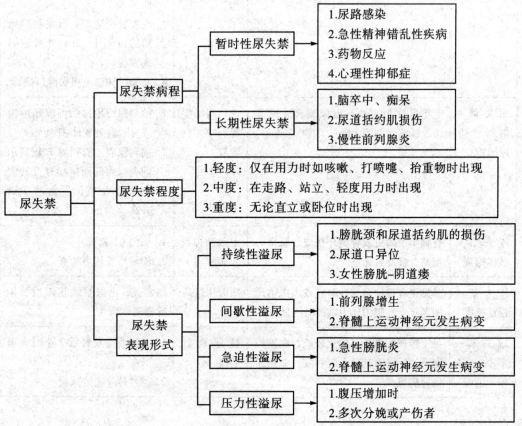

图 23-1　尿失禁的临床诊治流程（根据病史和初步表现）

三、诊断思路

在临床诊疗过程中应仔细询问病史，详细查体，进行血尿便常规、超声以及 X 线等检查，尿失禁诊断的具体临床思路为：

第一步： 根据病史和临床表现初步判断疾病类别（图 23-1）

第二步： 结合伴随症状进一步缩小疾病范围（表 23-1）

表 23-1　尿失禁的临床诊治流程（根据伴随症状）

伴随症状	临床特点	考虑疾病	需要获取的新证据
尿失禁 + 膀胱刺激征	1. 多见于女性 2. 尿频、尿急、尿痛、尿道烧灼感，急迫性尿失禁常见血尿 3. 伴有轻度发热或脓尿，抗生素治疗后症状减轻或消失	急性膀胱炎	1. 尿常规：白细胞和红细胞增多 2. 尿培养阳性 3. 腹部超声测膀胱残余尿增多
尿失禁 + 排便紊乱	多见于糖尿病患者，或者有脑梗死、脑出血病史	神经源性膀胱	1. 腹部超声测膀胱残余尿增多 2. 膀胱测压，观察有无抑制性收缩，膀胱感觉及逼尿肌无反射 3. 立位膀胱造影：可见到后尿道的近侧 1 ~ 2cm 处有造影剂充盈 4. 必要时转诊上级医院以确诊
尿失禁 + 进行性排尿困难	老年男性为主，有夜尿增多、尿等待、尿流变细等表现	前列腺增生症、前列腺癌	1. 前列腺增生：前列腺超声检查显示前列腺体积增大 2. 前列腺癌：前列腺 B 超显示前列腺内低回声病灶及其大小与侵及范围，血清 PSA 升高
尿失禁 + 肢体瘫痪	有脑卒中病史或脊髓外伤史，肌张力增高，腱反射亢进	上运动神经元病变	1. 头颅 CT 检查 2. 泌尿系统超声检查
尿失禁 + 慢性咳嗽	多见于有慢性阻塞性肺病或多次生产的老年女性腹内压力增高时明显	腹腔压过高	尿常规，泌尿系统超声检测排除器质性病变
尿失禁 + 多饮、多尿、消瘦	见于糖尿病患者，病史较长，血糖控制不达标可有其他系统病变，如糖尿病肾病等	糖尿病性膀胱	1. 空腹血糖及餐后 2 小时血糖升高 2. 神经传导速度减慢

第三步： 确诊疾病后治疗方案的选择（表 23-2）

表 23-2 治疗方案

疾病名称	治疗方案
急性膀胱炎	多饮水，勤排尿 口服或静点喹诺酮类或头孢类抗生素 5~7 天
神经源性膀胱	主要保护肾脏功能；其次是改善排尿症状以减轻其生活上的痛苦。治疗的具体措施是采用各种非手术或手术方法减少残余尿量，残余尿量被消除或减至很少（50ml 以下），之后可减少尿路并发症 1. 非手术治疗 （1）导尿 （2）辅助治疗：①定时排空膀胱；②盆底肌训练；③训练"扳机点"排尿；④男性使用外部集尿装置 （3）药物治疗：①抑制膀胱收缩药物；②促进膀胱排尿药物；③增加膀胱出口阻力药物；④降低膀胱出口阻力药物 （4）针灸疗法：对于糖尿病所致的感觉麻痹性膀胱及早期病变有较好效果 （5）封闭疗法：此法适用于上运动神经元病变（逼尿肌反射亢进） （6）膀胱训练和扩张：对尿频、尿急症状严重，无残余尿或残余量很少者可采用此法治疗 2. 手术治疗：在经非手术治疗无效并在神经病变稳定后进行
腹腔压过高（压力性尿失禁）	1. 良好生活方式：减肥、戒烟、改变饮食习惯等 2. 盆底肌训练 3. 药物治疗：主要为选择性 α_1-肾上腺素能受体激动剂，如米多君、甲氧明 4. 手术治疗适应证 （1）非手术治疗效果不佳或不能坚持、不能耐受、预期效果不佳的患者 （2）中重度压力性尿失禁、严重影响生活质量的患者 （3）生活质量要求较高的患者 （4）伴有盆腔脏器脱垂等盆底功能病变需行盆底重建者，应同时行抗压力性尿失禁手术

第四步： 转院指征

由于引起尿失禁的原因较多，且多见于老年女性，虽然不会引起严重后果或危及生命，但对患者的心理产生严重不良影响，甚至无法参加外出活动，因此遇到此类患者需仔细询问病史，仔细做体格检查，结合的化验检查，采取合理地治疗手段，减轻患者思想顾虑，改善其生活质量。通过手术方法能解决者应及时转上级医院。

（段建召）

24. 排尿困难

一、概述

排尿困难是指排尿时须增加腹压才能排出，病情严重时增加腹压也不能将膀胱内的尿液排出形成尿潴留状态。

二、病因

根据起病缓急可分为急性尿潴留和慢性尿潴留。排尿困难根据病因可分功能性和阻塞性两大类。临床上急性尿潴留作为急症需紧急处理，否则可能引起急性肾衰竭而危及生命；对慢性尿潴留也需及时干预，以免发生慢性肾积水，从而容易发生尿路感染、尿路结石，甚至慢性肾功能不全。

三、诊断思路

在临床诊疗过程中应仔细询问病史，详细查体，进行血尿便常规、电解质检测及超声、X线等检查，寻找引起排尿困难原因，及时治疗处理。排尿困难诊断的具体临床思路为：

第一步：根据病史和临床表现初步判断疾病类别（图 24-1）

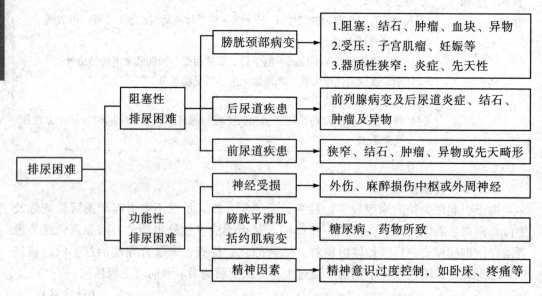

图 24-1　排尿困难的临床诊治流程（根据病史和临床表现）

第二步：结合伴随症状进一步缩小疾病范围

1. 阻塞性排尿困难：可以是急性过程，也可以是慢性发展而来，结合伴随症状判断（表 24-1）。

表 24-1　阻塞性排尿困难

伴随症状	临床特点	考虑疾病	需要获取的新证据
排尿困难+尿流变细、间断	老年男性多见，排尿困难为进行性，伴有尿频、尿急且常为首发症状，早期以夜尿增多为主，同时有排尿踌躇、射尿无力、尿流变细，后随着膀胱残余尿增加症状加重、排尿间断甚至尿失禁	前列腺增生、前列腺癌	1. 前列腺增生：前列腺超声检查显示前列腺体积增大 2. 前列腺癌：前列腺 B 超显示前列腺内低回声病灶及其大小与侵及范围，血清 PSA 升高
排尿困难+下腹绞痛	发生于老年男性，且多患前列腺增生症或尿道狭窄。在排尿困难出现前有下腹部绞痛史，疼痛向大腿、会阴方向放射，疼痛时或疼痛后出现肉眼血尿或镜下血尿	膀胱颈部结石	1. 膀胱超声能发现强光团及声影 2. X 线检查见结石影 3. 膀胱镜检查直接见到结石
排尿困难+无痛性血尿	排尿困难逐渐加重，病程长，晚期可发现远处转移肿瘤病灶，无痛性肉眼血尿为其特点	膀胱肿瘤	1. 血尿常规、凝血常规检查 2. 泌尿系统超声或肾脏 CT 检查发现肿瘤以及局部转移肿大的淋巴结 3. 尿液脱落细胞学检测发现肿瘤细胞 4. 膀胱镜可以直接观察到肿瘤所在部位、大小、数目、形态，并可取肿块活检
排尿困难+会阴外伤史	外伤后排尿困难或无尿液排出，膀胱内有尿液潴留	后尿道损伤	1. 尿道造影检查尿道断裂，可有造影剂外渗 2. X 线检查：骨盆前后位片显示骨盆骨折 3. 转上级医院治疗

2. 功能性排尿困难：大都有神经受损、膀胱平滑肌受损或药物不良作用所致，引起的尿潴留可表现急性过程，若不能恢复则表现为慢性尿潴留（表 24-2）。

表 24-2　功能性排尿困难

伴随症状	临床特点	考虑疾病	需要获取的新证据
排尿困难+脊髓损伤史	有脊髓外伤，如脊柱骨折、脊柱结核、脊髓肿瘤、急慢性脊髓炎病史，排尿困难，伴有运动和感觉障碍甚至截瘫和尿潴留	神经受损	1. 尿常规 2. 神经传导速度减弱或传导障碍 3. 脊髓 MRI 检查

续 表

伴随症状	临床特点	考虑疾病	需要获取的新证据
排尿困难+糖尿病	有多年糖尿病病史，血糖控制不达标可有自主神经受损表现	神经源性膀胱	1. 腹部超声测膀胱残余尿增多 2. 膀胱测压，观察有无抑制性收缩、膀胱感觉及逼尿肌无反射 3. 站立膀胱造影：可见到后尿道的近侧 1～2cm 处有造影剂充盈 4. 必要时转诊上级医院以确诊
排尿困难+特殊用药史	有大量使用阿托品、麻醉药物、硝酸甘油等药物史	药物所致尿潴留	1. 血尿常规、凝血常规检查 2. 泌尿系统超声检查 3. 及早停用此类药物
排尿困难+低血钾	临床有引起低血钾原因：大量利尿、呕吐、禁食等病史以及其他引起低钾的疾病，如肾小管酸中毒、甲亢、干燥综合征等	低钾血症	1. 血钾低 2. 检查有引起低钾的疾病需转上级医院

第三步：确诊疾病后治疗方案的选择（表24-3）

表24-3 治疗方案

疾病名称	治疗方案
前列腺增生	同少尿、无尿、多尿
前列腺癌	前列腺癌的治疗应根据患者的年龄、全身状况、临床分期及病理分级等综合因素考虑，包括手术治疗、内分泌治疗、放疗、化疗。建议转上级医院
膀胱颈部结石	膀胱结石的治疗原则是取净结石，纠正结石成因 膀胱感染严重时应用抗生素治疗 1. 开放经膀胱镜下机械、液电、弹道、超声气压碎石术 2. 经耻骨上膀胱切开取石术
神经源性膀胱	同"尿失禁"
膀胱肿瘤	以手术治疗为主，根据肿瘤的临床分期、病理并结合病人全身状况，选择合适的手术方式
后尿道损伤	内科治疗无效时转上级医院
前尿道疾患	
脊髓神经受损	
药物所致尿潴留	停用药物，可暂时保留尿管
低钾血症	静脉、口服补充钾，治疗原发病

第四步：转院指征

由于引起排尿困难的病因较多，老年人所占比例高，对阻塞性排尿困难所致疾病通过手术方法能解决的及早转上级医院，对治疗效果差的比如脊髓严重损伤则可能需要长期保留尿管，需注意及时更换，避免感染发生。

（段建召）

24

排尿困难

25. 肥 胖

一、概述

肥胖（obesity）又名肥胖病，是体内脂肪堆积过多和（或）分布异常所引起的慢性代谢性疾病。肥胖的测定分为以下几种：

1. 按身高体重计算：标准体重要根据身高计算，男：体重(kg)=[身高(cm)-80]×0.7；女：体重(kg)=[身高(cm)-70]×0.6。简单粗略计算标准体重，体重(kg)=身高(cm)-105。世界卫生组织标准认为：超过标准体重的10%为超重，超过标准体重的20%为肥胖。

2. 体重指数：目前多数采用体重指数判定肥胖与否，且比较准确。体质指数（BMI）=体重(kg)/身高的平方(m²)，世界卫生组织标准：BMI 18.5~24.9为正常，BMI 25~29.9为超重，BMI≥30为肥胖。而我国标准：BMI 18.5~23.9为正常，BMI 24~27.9为超重，BMI≥28为肥胖。另外，世界卫生组织根据BMI将肥胖分为3级，1级：BMI 30~34.9；2级：BMI 35~39.9；3级：BMI≥40。

3. 其他：①测量肱三头肌皮褶厚度：男>2.5cm、女>3.0cm为肥胖。②腰围：男≥90cm、女≥85cm为肥胖。

二、病因

引起肥胖的病因有遗传因素、内分泌因素、生活方式、药物因素等，部分患者无明显伴随症状，这造成了诊断的困难。因此在临床诊疗过程中，应注意询问肥胖患者的家族史、生活方式、食欲等多种情况以帮助判断疾病类型。在治疗方面，要根据不同病因采用不同的治疗措施，并注意某些特殊疾病的鉴别诊断（图25-1）。

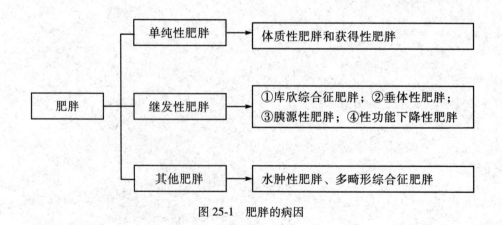

图 25-1 肥胖的病因

三、诊断思路

第一步：根据脂肪在身体分布初步判断疾病类别（图 25-2）

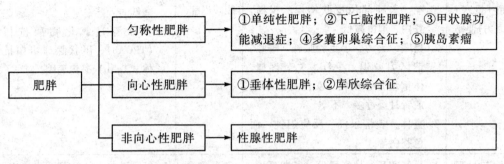

图 25-2　肥胖的临床诊治流程（根据脂肪在身体的分布）

第二步：结合肥胖伴随症状判断疾病类别（表 25-1）

表 25-1　肥胖的临床诊治流程（根据伴随症状）

伴随症状	临床特点	考虑疾病	需要获取的新证据
匀称性肥胖 + 家族史 + 营养过度	1. 匀称性肥胖 2. 有肥胖家族史 3. 进食过多、运动不足 4. 无继发性肥胖临床特点	单纯性肥胖	1. 询问病史 2. 体格检查：检测血压，注意身高、体重、肌肉发达情况、有无水肿及先天畸形 3. 辅助检查：头颅平片及蝶鞍分层片；头颅 CT 和垂体 MRI；肾上腺、胰腺、甲状腺、性腺肿瘤或囊肿 B 超检查；放射性核素检查；染色体检查；血糖、血脂等 4. 内分泌功能检查：下丘脑-垂体-甲状腺轴、下丘脑-垂体-肾上腺轴、下丘脑-垂体-性腺轴及胰岛功能检查
匀称性肥胖 + 睡眠及智力精神障碍	1. 均匀性中度肥胖 2. 下丘脑功能障碍：饮水、进食、体温、睡眠及智力精神异常	下丘脑性肥胖	头颅 CT 和垂体 MRI；肾上腺、胰腺、甲状腺、性腺肿瘤或囊肿 B 超检查；放射性核素检查；染色体检查、下丘脑-垂体-甲状腺轴、下丘脑-垂体-肾上腺轴、下丘脑-垂体-性腺轴及胰岛功能检查、血糖、血脂等

25 肥 胖

续　表

伴随症状	临床特点	考虑疾病	需要获取的新证据
匀称性肥胖+畏寒+乏力+便秘	1. 非指凹性水肿：水肿不受体位影响，水肿部位皮肤增厚、粗糙、苍白、温度减低 2. 畏寒、乏力、手足肿胀感、嗜睡、记忆力减退、少汗、关节疼痛、体重增加、便秘，女性月经紊乱或者月经过多、不孕 3. 查体：表情呆滞、反应迟钝、面色苍白等	甲状腺功能减退症	1. 血清检查：TSH 增高，FT_4 减低 2. 甲状腺过氧化物酶抗体（TPOAb）、甲状腺球蛋白抗体（TgAb）确定病因
均匀性肥胖+月经稀少+双侧卵巢对称性增大	1. 月经紊乱：月经稀发、经期延长、不规则出血以及慢性闭经是 PCOS 患者的显著特征，且患者多合并不孕症 2. 多毛、痤疮、脂溢性皮炎和秃顶 3. 多囊卵巢 4. 代谢症候群：肥胖在 PCOS 妇女中很常见（40%~60%），且多呈均匀性肥胖，PCOS 患者糖耐量异常和糖尿病的发生率较年龄、体重及种族相近的正常妇女增高	多囊卵巢综合征（PCOS）	1. 经阴道或直肠 B 型超声检查：是 PCOS 形态学诊断的金标准——卵巢包膜外观异常，周边散在分布 10 个以上直径小于 10mm 的囊性卵泡，卵巢体积大于 $5.5cm^3$ 2. 激素检测：血清雄激素浓度升高，睾酮及其相关代谢中间物质均增加。雌激素失去月经周期性变化，E_1 增加，E_2 波动小，$E_1/E_2>1$；血 PRL 可升高，LH 水平多数增高，FSH 则多在卵泡早期水平，LH/FSH 2.5~3 3. 垂体和肾上腺的 CT、MRI 等影像学检查有助于 PCOS 的诊断和鉴别诊断
匀称性肥胖+饥饿+出汗、颤抖、心悸	1. 交感神经过度兴奋症状：出汗、颤抖、心悸、饥饿、焦虑、紧张、软弱无力、面色苍白、流涎、肢凉震颤、血压轻度升高等 2. 神经低糖症状：精神不集中、头晕、迟钝、视物不清、步态不稳；也可能出现幻觉、躁动、行为怪异等精神失常表现；神志不清、幼稚动作、舞蹈样动作，甚至阵挛性、张力性痉挛，锥体束征阳性，乃至昏迷、血压下降 3. 匀称性肥胖	胰岛素瘤	1. 血浆胰岛素测定：胰岛素释放指数、胰岛素释放修正指数 2. 血胰岛素原/总胰岛素 3. 5 小时葡萄糖耐量试验 4. 诱发试验：饥饿和运动试验、胰高血糖素试验、亮氨酸试验 5. C 肽抑制试验 6. 胰岛素抗体与胰岛素受体抗体 7. 影像学检查：胰腺 CT、B 超或 MRI

25 肥胖

伴随症状	临床特点	考虑疾病	需要获取的新证据
向心性肥胖＋满月脸＋皮肤紫纹	1. 向心性肥胖：满月脸、水牛背、悬垂腹和锁骨上窝脂肪垫是库欣综合征的特征性临床表现 2. 糖尿病和糖耐量低减 3. 负氮平衡引起的临床表现：肌肉萎缩无力，以肢带肌更为明显；皮肤菲薄、宽大紫纹、皮肤毛细血管脆性增加而易有瘀斑；腰背痛，易有病理性骨折；伤口不易愈合 4. 高血压和低血钾：体总钠量显著增加，血容量扩大，血压上升，并有轻度下肢水肿；尿钾排量增加，致低血钾和高尿钾，同时因氢离子的排泄增加致碱中毒 5. 心脑血管并发症 6. 生长发育障碍：少年儿童时期发病的库欣综合征患者生长停滞、青春期迟延，如再有脊椎压缩性骨折身材变得更矮 7. 性腺功能紊乱：女性表现为月经紊乱、继发闭经，极少有正常排卵；男性表现为性功能低下、阳痿 8. 精神症状：多数病人有精神症状，但一般较轻，表现为欣快感、失眠、注意力不集中、情绪不稳定等。少数病人会出现类似躁狂、抑郁或精神分裂症样的表现 9. 易有感染：如皮肤毛囊炎、牙周炎、泌尿系感染、甲癣及体癣等，全身性的病毒和细菌感染的发病率也明显升高	库欣综合征	1. 有典型症状体征者从外观即可作出诊断 2. 常规检查：包括血尿便常规、生化分析、口服葡萄糖耐量试验、血气分析等 3. 血皮质激素水平增高和（或）昼夜节律消失 4. 24 小时尿游离皮质醇水平增高 5. 地塞米松抑制试验：小剂量地塞米松抑制试验 LDDST（用于定性诊断），大剂量地塞米松抑制试验 HDDST（用于病因鉴别） 6. CRH 兴奋试验 7. 双侧岩下静脉窦插管取血测 ACTH（用于 ACTH 依赖性皮质醇增多症病因鉴别） 8. 影像检查：肾上腺 CT 及 B 型超声检查已为首选，MRI 检查也很常用；垂体 MRI；胸部 CT 等

第三步：确诊疾病后治疗方案的选择（表 25-2）

表 25-2　治疗方案

疾病名称	治疗方案
单纯性肥胖	1. 膳食干预：减少能量摄入+改善膳食营养构成 2. 体育锻炼：一般要求每周运动 3~5 日，每日 30~45 分钟适度的运动。除了体育运动之外，适当的家务劳动也有利于体重的控制 3. 行为矫正：减少刺激（避免促进饮食的活动）；自我监测（保持食物的摄入和体力活动的日常记录）；制订具体的可达到的减重目标；提高解决问题的能力；认知调整（以积极的态度思考）；社会支持（家庭成员和朋友帮助其改变生活习惯）以及预防复发（防止过食导致体重回升的方法） 4. 药物治疗：食欲抑制剂、脂肪吸收抑制剂、增加代谢率、脂肪降解和生热作用的药物 5. 手术治疗：胃旁路手术、胃成形术、胃束带手术、胆胰绕道和空肠绕道手术、吸脂术
下丘脑性肥胖	1. 饮食和生活方式干预 2. 生长抑素类似物：奥曲肽治疗 3. 拟交感活性药物：右旋安非他明、咖啡因和麻黄碱治疗 4. 三碘甲状腺原氨酸：左旋甲状腺素片替代治疗 5. 瘦素 6. 胰高血糖素样多肽-1（GLP-1）类似物 7. 减重药物 8. 减重手术
甲状腺功能减退症	1. 一般治疗 2. 替代治疗：左甲状腺素钠或甲状腺素片 3. 黏液性水肿昏迷的治疗
胰岛素瘤	1. 低血糖症发作时的紧急处理 2. 对胰岛素瘤患者应尽量进行肿瘤切除术 3. 饮食：少食多餐，低糖、高蛋白、高纤维、高脂肪饮食，减少对胰岛素分泌刺激
库欣综合征	1. 垂体性皮质醇增多症即库欣病的治疗：主要是经蝶垂体手术，垂体放疗和药物治疗都是库欣病治疗的辅助手段，双侧肾上腺切除术可留作最后的办法 2. 异位 ACTH 综合征的治疗：异位综合征治疗的前提是诊断明确、肿瘤定位清楚。手术切除异位分泌 ACTH 的肿瘤是首选 3. 肾上腺皮质腺瘤的治疗：将腺瘤摘除，并保留已经萎缩的腺瘤外肾上腺，即可达到治愈的目的 4. 肾上腺皮质腺癌的治疗：早期诊断，争取在远处转移前将肿瘤切除，可获得良好的效果。如已有远处转移，手术切除原发肿瘤的效果显然不佳，药物治疗中首选为密妥坦 5. 肾上腺大结节增生的治疗：一般应做双侧肾上腺切除术，术后长期用糖皮质激素替代治疗 6. 家族性色素结节性肾上腺病的治疗：对于库欣综合征临床表现轻者，可先切除一侧肾上腺，术后定期随访，如病情不缓解再切除另一侧

疾病名称	治疗方案
多囊卵巢综合征	1. 抗雄激素治疗：可应用口服避孕药和黄体酮、促性腺激素释放激素、螺内酯（安体舒通）等 2. 促排卵治疗：可应用克罗米酚、促性腺激素、促性腺激素释放激素类似物、糖皮质激素或来曲唑等 3. 改善胰岛素抵抗：可应用二甲双胍、噻唑烷二酮类药物或阿片受体拮抗剂（纳曲酮） 4. 微创治疗：5%～10%对克罗米酚或克罗米酚+二甲双胍无效者可选用外科治疗，如腹腔镜下卵巢穿孔术、LOD 电凝或激光打孔术 5. 辅助生殖技术治疗：体外授精-胚胎移植和未成熟卵母细胞的体外成熟技术常作为 PCOS 不孕患者的最后选择方案

第四步：转院指征

　　肥胖病因涉及面广且常以唯一症状出现，因此快速、准确地做出病因诊断有一定的困难。当出现下列情况时宜转至大中型综合医院救治：①考虑为内分泌代谢疾病，需做相关检查时。②需要进行特殊检查明确诊断时。③多囊卵巢综合征有生育要求时。④需要行减肥手术时。⑤经治疗后症状无好转的患者。

（郝慧瑶）

26. 消　瘦

一、概述

消瘦是指由于各种原因造成体重低于正常低限的一种状态。通常认为，体重低于标准体重的 10% 就可诊断为消瘦，也有人主张体重低于标准体重的 10% 为低体重，低于标准体重的 20% 为消瘦。目前国内外多采用体质指数（BMI）判定消瘦，BMI<18.5 为消瘦。

二、病因

多种原因使机体摄入营养物质减少或机体对营养物质消耗增加，形成负氮平衡而引起消瘦。在临床诊疗过程中，遇到以消瘦为主诉的病人应仔细询问病史、详细查体，并注意询问消瘦的速度与伴随症状、诱发因素等以判断疾病类型（图 26-1）。

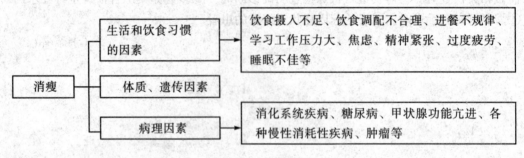

图 26-1　消瘦的病因

三、诊断思路

第一步：根据摄入量初步判断疾病范围（图 26-2）

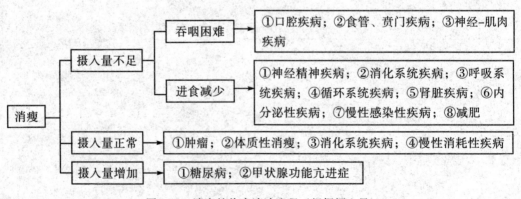

图 26-2　消瘦的临床诊治流程（根据摄入量）

第二步：结合消瘦伴随症状进一步缩小疾病范围

1. 消化道疾病（表 26-1）

表 26-1　消化道疾病

伴随症状	临床特点	考虑疾病	需要获取的新证据
吞咽困难+吞咽疼痛	牙痛，张口受限，口腔出血，咽痛，进食疼痛加重，发热，下颌角淋巴结肿大、压痛	口腔疾病	应详细检查口唇、口腔黏膜、牙龈、牙齿、舌、咽部及扁桃体；完善血常规、口腔影像学、感染性疾病筛查、口腔科会诊
吞咽困难+咽下疼痛+反流+呕吐	早期吞咽不适，随后进行性吞咽困难；有进食时胸骨后灼痛、刺痛，后期有放射痛；进食后出现反流与呕吐；晚期可有声音嘶哑、呛咳、咯血等	食管癌	内镜检查+组织活检；X线检查：钡餐造影显示食管狭窄、梗阻等；CT平扫+增强：食管壁增厚、肿瘤外侵、淋巴结及腹腔转移；脱落细胞学检查
上腹痛+胃灼热+反酸+嗳气	疼痛部位多为上腹中部、偏左或偏右，可出现胸骨后、剑突下痛，偶可出现肩背部放射性疼痛；疼痛性质多为隐痛、钝痛、胀痛、烧灼痛或饥饿痛；呈节律性，与进食有关，并有周期性、季节性；可伴有反酸、嗳气、胃灼热、上腹饱胀感、恶心、呕吐、食欲减退等消化不良症状	消化性溃疡	幽门螺杆菌检测（快速尿素酶试验、^{13}C-或^{14}C-尿素呼气试验等）、胃液分析、血清胃泌素测定；内镜检查+组织活检；X线钡餐检查可见龛影、龛影周围黏膜皱襞向溃疡集中等表现
食欲减退+乏力+腹胀+黄疸	1. 食欲减退，有时伴有恶心、呕吐、乏力、腹胀；肝区隐痛，也可有左上腹疼痛；腹泻、出血倾向；内分泌系统失调（男性性功能减退、男性乳房发育，女性闭经及不孕）；发热等 2. 查体可见慢性病容、面色黝黑、蜘蛛痣、肝掌、腹壁静脉曲张、黄疸等	肝硬化	血常规、尿检查、腹水常规检查、肝功能试验（白蛋白减低、胆红素升高、转氨酶升高、血清胆碱酯酶下降、凝血酶原时间延长、血清胆固醇、胆固醇酯及胆酸减少；血清Ⅲ型前胶原肽升高、血清透明质酸升高）、胃镜、甲胎蛋白（AFP）、肝炎抗原及抗体测定等；超声检查、CT、MRI检查、上消化道钡餐摄片、放射性核素显像均有特征性改变

续 表

伴随症状	临床特点			考虑疾病	需要获取的新证据
腹泻＋腹痛＋腹部包块	排便习惯及排便性状的改变、腹痛,可有腹部包块	水样泻	渗透性腹泻:药物、糖类吸收不良	1. 病史:发病情况、排便情况、伴随症状、诱因及减轻因素、医源性因素、其他系统疾病 2. 体检:一般情况、甲状腺、心脏、腹部、肛门、四肢等 3. 粪便检查 4. 常规实验室检查:血常规、电解质、肝肾功能、血沉等	小肠和(或)结肠 X 线钡餐检查,内镜检查(结肠镜、小肠镜、胶囊内镜、ERCP)+活检,腹腔和盆腔 CT,胃泌素、降钙素、VIP、生长抑素等检测,甲状腺功能检测、血 ACTH＋COR
			分泌性腹泻:内分泌性疾病、血管炎等		
			肿瘤		
			特发性分泌性腹泻		
		水样泻或黏液脓血便	炎症性腹泻:炎症性肠病、感染性疾病、缺血性肠炎、肠病肿瘤等		小肠和(或)结肠 X 线钡餐检查,内镜检查(结肠镜、小肠镜、胶囊内镜、ERCP)+活检,腹腔和盆腔 CT
		脂肪泻	脂肪泻:吸收不良症状、消化不良		胰泌素试验、粪便糜蛋白酶活性测定、小肠 X 线钡剂检查、腹腔和盆腔 CT、小肠镜检查+活检、小肠吸液细菌定量培养

2. 内分泌代谢疾病（表 26-2）

表 26-2　内分泌代谢疾病

伴随症状	临床特点	考虑疾病	需要获取的新证据
心悸＋多汗＋皮肤潮湿＋大便次数增多	乏力、心悸、进食量增加、大便次数增多、体重减少;皮肤潮湿;怕热、出汗、低热;失眠、易激惹、焦虑,手颤征阳性;女性月经稀少、周期延长、闭经,男性阳痿;甲状腺肿;可有突眼等	甲状腺功能亢进症	血常规、肝功能、血糖、甲功(T_3、T_4、FT_3、FT_4 明显升高,TSH 降低)、甲状腺球蛋白抗体、甲状腺过氧化物酶抗体、促甲状腺素受体抗体、甲状腺 B 超、摄碘率、核素扫描、甲状腺 CT 等检测和检查
乏力＋厌食＋皮肤颜色改变	虚弱和疲乏、厌食、恶心、腹泻、肌肉和关节痛;全身皮肤黏膜色素沉着或肤色苍白;腋毛阴毛脱落、性功能减退等;部分可有头痛、视力下降、视野缺失;部分有低热、盗热等	肾上腺皮质功能减退症	血常规、血气分析、电解质、肝功能、肾功能、血糖、0:00＋8:00＋16:00 血皮质醇＋ACTH、24 小时尿游离皮质醇测定、ACTH 兴奋试验、垂体六项、血沉、心电图、肾上腺 B 超、肾上腺 CT 平扫+强化、垂体磁共振等

伴随症状	临床特点	考虑疾病	需要获取的新证据
乏力＋食欲减退＋毛发脱落	产后无乳，乳腺萎缩，闭经不育，毛发常脱落，男性伴阳痿、性欲减退或消失，女性生殖器萎缩，男性睾丸松软缩小；可有头痛、视力障碍，有时可出现颅内压增高综合征；虚弱，乏力，食欲减退，恶心呕吐，上腹痛，体重降低，心音微弱，心率缓慢；面色苍白，面容衰老，眉发稀疏，腋毛、阴毛脱落，皮肤干燥，表情淡漠，反应迟钝，音调低沉，智力减退，蜷缩畏寒，有时幻觉妄想，精神失常，甚而出现躁狂，易于发生感染，感染后容易发生休克、昏迷；肤色较淡	腺垂体功能减退症	血常规、血电解质、血气分析、血糖测定；下丘脑-垂体-性腺轴功能检测（女性：FSH、LH 及雌二醇；男性：FSH、LH 和睾酮）、黄体生成激素释放激素兴奋试验；下丘脑-垂体-甲状腺轴功能检查（T_3、T_4、FT_3、FT_4、TSH 均减低）；下丘脑-垂体-肾上腺皮质轴功能检查（24 小时尿皮质醇减低、0:00+8:00+16:00 血皮质醇+ACTH 均降低）；下丘脑-垂体-生长激素轴功能检查（24 小时尿 GH 测定、胰岛素低血糖试验、生长激素释放激素兴奋试验）；眼底检查，视野检查，垂体 CT、磁共振检查
多尿＋口干＋多饮＋多食	1. 多尿、多饮、多食和消瘦、头昏乏力等，甚至无症状。餐前低血糖症状 2. 急性并发症的表现：在应激等情况下病情加重。可出现纳差、恶心、呕吐、腹痛、多尿加重、头晕、嗜睡、视物模糊、呼吸困难、昏迷等 3. 慢性并发症的主要表现：视力下降；水肿，夜尿增多、尿中泡沫增多；四肢皮肤感觉异常，麻木、针刺、蚁行感、足底踩棉花感；腹泻和便秘交替，尿潴留，半身出汗或时有大汗，性功能障碍；反复的皮肤感染，如疖、痈，经久不愈的小腿和足部溃疡。反复发生的泌尿系感染，发展迅速的肺结核，女性外阴瘙痒等	糖尿病	1. 糖化血红蛋白≥6.5% 2. 空腹静脉血浆葡萄糖≥7.0mmol/L，或葡萄糖负荷后2 小时静脉血浆葡萄糖≥11.1mmol/L，或症状+随机静脉血葡萄糖≥11.1mmol/L 3. 血脂升高，以甘油三酯升高为著 4. 尿常规、血酮体、24 小时尿白蛋白排泄率、双下肢动静脉 B 超、双颈动静脉 B 超、膀胱残余尿测定、肌电图、神经传导速度、OGTT 试验+胰岛素释放试验+C 肽释放试验、糖尿病抗体三项（IAA、ICA、GAD）等

3. 神经系统疾病（表 26-3）

表 26-3　神经系统疾病

伴随症状	临床特点	考虑疾病	需要获取的新证据
抑郁＋胃肠道症状	抑郁心境、情绪不稳定、社交退缩、易激惹、失眠、性兴趣减退或缺乏、强迫症状；畏寒、便秘、胃胀、恶心、呕吐等胃肠道症状，疲乏无力眩晕、晕厥、心悸、气短、胸痛、头昏眼花、停经、不孕、睡眠质量下降	神经性厌食	血常规、便常规、电解质、肝功能、血沉、C-反应蛋白、心理测试、内镜检查、心电图、垂体六项、性腺六项等
肌无力+吞咽困难+乏力	肌无力晨轻暮重、眼皮下垂、视物模糊、复视、斜视、眼球转动不灵活；表情淡漠、苦笑面容、讲话大舌头、构音困难，常伴鼻音；咀嚼无力、饮水呛咳、吞咽困难；颈软、抬头困难，转颈、耸肩无力；抬臂、梳头、上楼梯、下蹲、上车困难等	重症肌无力	1. 血、尿及脑脊液常规检查均正常 2. 甲状腺功能测定 3. 药物试验：新斯的明试验、氯化腾喜龙试验、抗胆碱酯酶药物试验 4. 肌电图检查：肌电图提示肌收缩力量降低，振幅变小。肌肉动作电位幅度降低 10% 以上，单纤维兴奋传导延缓或阻滞 5. 血清检查：血清中抗胆碱酯酶抗体增高 6. 胸部 X 线摄片或胸腺 CT 检查示胸腺增生或伴有胸腺肿瘤，也有辅助诊断价值 7. 免疫学检查：血清抗乙酰胆碱受体抗体阳性 8. 肌肉活检：神经肌肉接头处突触后膜皱褶减少、变平坦，乙酰胆碱受体数目减少
言语困难+发声障碍+进食困难	1. 言语困难：构音障碍，说话易疲劳，随后出现舌、口唇、软腭和咽喉等构音结构的麻痹 2. 发声困难：初期声带无力，发音低而粗涩，后失声和严重的吸气困难与喘鸣 3. 进食困难：先后出现吞咽困难、饮水呛咳、咽反射消失和咀嚼无力等进食困难的复杂征候	延髓性麻痹	血常规、血电解质、血糖、免疫项目、脑脊液检查；CT、MRI 检查、颅底摄片、脑电图、眼底检查、耳鼻喉科检查等

4. 其他

（1）消瘦+低热、盗汗、乏力、咯血：消瘦常于低热、盗汗、乏力症状之后或同时出现，查体肺部可出现叩诊浊音，听诊闻及支气管呼吸音和细湿啰音，或带金属调的空瓮音，或局限性哮鸣音。应考虑为结核病，查血沉、痰涂片、结核菌素试验、X线或肺CT检查、纤维支气管镜等可确诊。治疗上抗结核治疗和对症治疗等。

（2）消瘦+各种肿瘤特有的症状和体征：慢性感染可因不同的感染疾病而出现相应的症状和体征。

第三步：确诊疾病后治疗方案的选择（表26-4）

表26-4　治疗方案

疾病名称	治疗方案
口腔疾病	口腔专科治疗
食管癌	1. 外科治疗：手术切除是治疗在局部和局部区域性食管癌的主要手段。首要目的是治愈，第二目的是解决吞咽困难。主要手术方式是胃替代食管，颈部或胸部做食管胃吻合术；其次结肠替代食管 2. 放射治疗：包括腔内放疗、体外放疗、体外放疗与腔内放疗结合 3. 食管癌内科治疗：晚期食管癌的化疗、食管癌的辅助化疗
消化性溃疡	1. 一般治疗：避免劳累、紧张，生活规律，戒烟酒，避免辛辣刺激食物，服用NSAIDs者应尽可能停服 2. 药物治疗：根除Hp治疗、抑制胃酸分泌治疗、增强胃黏膜保护治疗及溃疡复发的预防
肝硬化	1. 一般治疗：休息、禁酒、高维生素和易消化食物 2. 药物治疗：抗病毒治疗、抗肝纤维化药物 3. 腹水治疗：控制水和钠盐的摄入、利尿、提高血浆胶体渗透压；排放腹水和输注白蛋白；自身腹水浓缩回输；经颈静脉肝内门体分流术 4. 并发症的治疗 5. 肝移植
慢性腹泻	1. 支持治疗和对症治疗：水、电解质和酸碱平衡失调及营养不良的处理；止泻药、抗胆碱药、肠道微生态制剂、生长抑素的应用 2. 病因治疗 3. 替代治疗
甲状腺功能亢进症	1. 一般治疗：休息、低碘高热量饮食 2. 抗甲状腺药物治疗（咪唑类和硫氧嘧啶类） 3. 放射碘治疗 4. 手术治疗
肾上腺皮质功能减退症	1. 糖皮质激素替代治疗（终生治疗泼尼松7.5mg/d，应激时需加量） 2. 试验和盐皮质激素替代治疗：食盐每日至少8～10g，若病情需要需加用盐皮质激素

续 表

疾病名称	治疗方案
腺垂体功能减退症	1. 注意营养及护理：高热量、高蛋白、富含维生素膳食，适量补钾、钠、氯，避免感染、过度劳累与应激 2. 激素替代治疗：补充糖皮质激素（生理替代剂量为泼尼松 7.5mg/d），补充甲状腺激素（从小剂量始），补充性激素（育龄期妇女采用人工月经周期治疗、男性可加用睾酮），补充生长激素（用于治疗成人生长激素缺乏症） 3. 病因治疗：如垂体瘤手术切除术或放疗等 4. 垂体危象处理
糖尿病	1. 糖尿病教育 2. 饮食治疗 3. 运动疗法 4. 口服药物治疗：磺脲类、非磺脲类、双胍类、噻唑烷二酮类、葡萄糖苷酶抑制剂、DDP-4 抑制剂、中药等 5. 胰岛素治疗：速效胰岛素类似物、短效胰岛素、中效胰岛素、长效胰岛素、预混胰岛素等 6. 急慢性并发症的治疗
神经性厌食	1. 激发并维持患者的治疗动机 2. 恢复体重，逆转营养不良 3. 采用不同治疗方式相结合的综合性治疗，并采用个体化治疗方案（包括支持治疗、营养治疗、药物治疗、心理治疗）
重症肌无力	1. 胆碱酯酶抑制剂：常用的有甲基硫酸新斯的明、溴吡斯的明 2. 免疫抑制剂：皮质类固醇激素及环磷酰胺等 3. 血浆置换 4. 静脉注射免疫球蛋白 5. 中医药治疗 6. 手术疗法适合于胸腺瘤患者
延髓性麻痹	无特殊疗法，予对症处理、高营养饮食及支持治疗；并给予适当的血管扩张药、神经细胞营养药、补足热量、预防感染等；必要时可行气管切开、鼻饲等

第四步：转院指征

消瘦病因涉及面广且常以唯一症状出现，因此快速、准确地做出病因诊断有一定的困难。当出现下列情况时宜转至大中型综合医院救治：①考虑为内分泌代谢疾病，需做相关检查时。②伴有肌无力时。③需要进行特殊检查明确诊断时。④怀疑结核杆菌感染时。⑤怀疑肿瘤性疾病时。⑥经治疗后症状无好转的患者。

（郝慧瑶）

27. 头 痛

一、概述

头痛（headache）是临床上最常见的症状之一，通常将局限于头颅上半部，包括眉弓、耳轮上缘和枕外隆突连线以上部位的疼痛统称头痛。头痛的病因和发病机制十分复杂，无论颅内或颅外的结构或功能性疾病，只要头部的痛敏结构受到刺激、压迫、牵张或高级神经活动发生障碍都会出现头痛。头部肌肉的持续收缩，颅内动脉的扩张、收缩或移位，颅内占位性病变对脑神经或颈神经的压迫，颅内或颅周部位的感染、外伤，情绪障碍等是头痛的常见原因。

二、病因

在临床诊疗过程中，判断以头痛为主诉的病人应详询病史，首先区分是原发性或是继发性头痛，重点询问头痛的起病方式、发作频率、发作时间、持续时间、头痛的部位和性质，有无前驱症状及明确的诱发因素、头痛加重和减轻的因素等，还需要全面了解患者的年龄与性别、睡眠和职业状况、既往史、外伤史、服药史、中毒史和家族史等一般情况。此外，全面的体格检查尤其是对神经系统和头颅、五官的检查有助于发现头痛的病变所在，适时恰当的选用神经影像学或腰穿脑脊液等辅助检查，为颅内器质性病变提供诊断及鉴别诊断的依据。

三、诊断思路

第一步： 根据病程长短、疼痛性质和部位初步判断疾病范围（图 27-1）

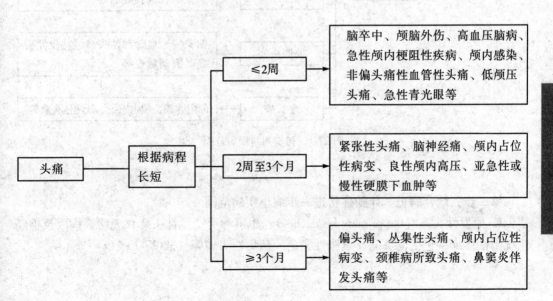

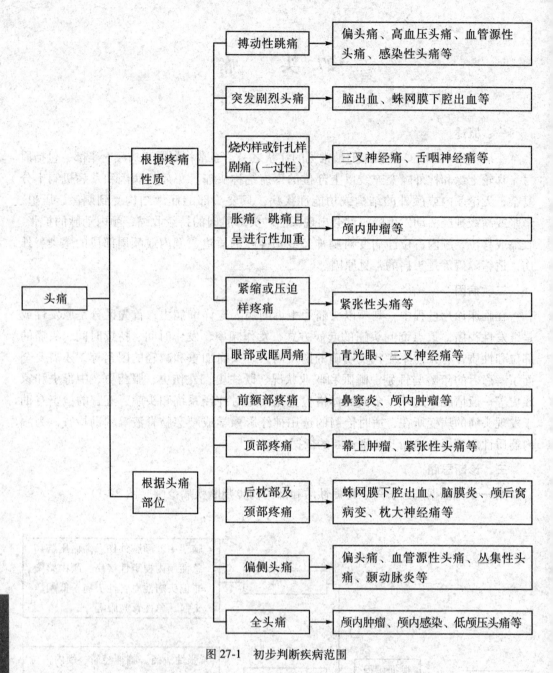

图 27-1　初步判断疾病范围

第二步：结合病史、伴随症状进一步缩小疾病范围

1. 原发性头痛（the primary headaches）：也可称为特发性头痛，无明确病因及神经系统阳性体征，包括偏头痛、紧张性头痛、丛集性头痛等（表 27-1）。

表 27-1 原发性头痛

伴随症状	临床特点	考虑疾病	需要获取的新证据
一侧搏动性头痛和（或）神经功能障碍+恶心、呕吐、畏光、畏声、倦怠	1. 青春期发病，女性居多，有长期反复发作史 2. 可有家族史 3. 典型病例包括以下四期：前驱期、先兆期（涉及视觉、躯体感觉和运动障碍、语言或脑干功能障碍等先兆症状每个≥5 分钟且≤60 分钟）、头痛期（中重度搏动性头痛，活动后加重，多为单侧，部分病例为双侧或单侧开始变为全头痛）和头痛后期（随头痛消散感到疲乏、倦息、烦躁、注意障碍、情绪改变、头皮触痛等）间歇期无症状 4. 伴有或不伴有先兆症状，自主神经症状明显 5. 恶心、呕吐，查体无神经系统缺损的症状及体征 6. 排除脑血管疾病、颅内占位性病变和炎性病变等颅内其他疾病	偏头痛	颅脑 CT 或 MRI/MRA、脑血管造影、彩色多普勒超声的检查有助于鉴别排除血管性头痛、颅内占位、颈动脉瘤等可能
双侧枕、颈或全头部的紧缩性头痛+局部肌肉触痛或肌肉紧张感	1. 至少有 10 次发作，头痛时间＜180 天/年，＜15 天/月（发作性紧张性头痛）；头痛时间≥6 个月（≥15 天/月，180 天/年）（慢性紧张性头痛） 2. 具有以下至少两项特点：a. 压迫性或紧缩性疼痛；b. 轻度或中度疼痛；c. 双侧性；d. 日常生活不加重疼痛 3. 无恶心、呕吐，可有畏光或畏声但并不存 4. 排除器质性疾病或虽有某种疾病，但与头痛初次发作无密切关系	紧张性头痛	
一侧眶周严重疼痛+反复密集发作	1. 丛集性：发作频率从隔日 1 次到每日 8 次，发作间期可为数月至数年 2. 一侧性：一侧眼眶、球后、额颞部剧痛，持续 15~180 分钟 3. 伴随症状：常有病侧球结膜充血、流泪、流涕、面部出汗异常、眼睑水肿和 Horner 征不归因于其他疾病	丛集性头痛	

2. 继发性头痛（the secondary headaches）：指有明确病因，且往往伴有神经系统定位体征的一组头痛，主要包括颅脑外伤、颅颈部血管性因素、颅内非血管性疾病、感

染、精神性因素、药物戒断等多种原因所致的头痛。如①颅脑外伤为主因（表27-2）。②颅内和颈部血管疾病为主因（表27-3）。③颅内非血管性疾患为主因（表27-4）。④感染性疾病为主因（表27-5），以上疾病均以控制感染，治疗病因为主，以支持、对症治疗为辅，需进一步明确诊断或治疗后未见好转者应尽快转诊上级医院治疗。⑤精神疾病为主因：多见于神经衰弱、躯体化障碍、抑郁症、癔症等。头痛特点是持续时间长、部位不固定、性质多样、头痛程度不重且与情绪变化相关。可伴有精神症状如多梦、失眠、乏力、注意力不集中、记忆力减退、焦虑、抑郁等。神经系统检查无阳性体征。颅脑 CT/MRI 检查无异常。可除外其他器质性病变。治疗以静养休息、镇静镇痛为主。

表 27-2　颅脑外伤为主因

伴随症状	临床特点	考虑疾病	需要获取的新证据
头部胀痛 + 短暂意识丧失 + 逆行性遗忘	1. 头部外伤史 2. 伤后有短暂意识障碍和逆行性遗忘 3. 无神经系统阳性体征 4. 可伴有头晕、恶心、乏力、失眠、心悸、情绪不稳、记忆力减退等症状	脑震荡	颅脑 CT、MRI 及腰穿检查正常
头部胀痛或钝痛 + 意识障碍 + 颅高压表现	1. 头部外伤史 2. 意识障碍是主要症状，伤后立即发生，持续时间不等 3. 头痛、恶心、呕吐为常见症状	脑挫裂伤	颅脑 CT 示脑实质内高低混杂密度、脑室受压、中线结构移位及周边低密度水肿带可以协助诊断
头痛 + 颅高压症状 + 局灶体征 + 意识障碍	1. 头部外伤史 2. 意识障碍特点：为伤后清醒→昏迷，伤后昏迷→中间清醒期→昏迷且持续加重 3. 脑疝形成后瞳孔改变也较常见 4. 还可伴有颅高压症状和局灶体征	硬膜外血肿	颅脑 CT 示：颅骨内板与硬膜之间可见双凸镜形或弓形高密度影、脑室受压、中线结构移位及脑水肿可协助诊断
头痛 + 颅高压症状 + 局灶体征 + 意识障碍	1. 头部外伤史 2. 意识障碍进行性加重或亚急性发病时有中间清醒期意识障碍多见 3. 颅内压增高可伴恶心、呕吐及生命体征改变；复合型血肿进展快，易出现瞳孔改变；可有局灶症状体征如癫痫、失语、偏瘫等	急性和亚急性硬膜下血肿	颅脑 CT 示：脑表面新月形高密度或高低混杂密度影，可伴有挫伤灶和脑组织受压形
头痛 + 颅高压症状 + 精神症状	头伤轻微，起病隐匿，进展缓慢，病程多在 1～3 个月；慢性颅高压症状为主：头痛、恶心、呕吐、视盘水肿；可有精神症状，如智力下降、反应迟钝、记忆力减退等；可有局灶症状如癫痫、失语、偏瘫等	慢性硬膜下血肿	颅脑 CT 示：脑表面新月形等密度、高低混杂密度或低密度影，同侧脑沟脑回变浅或消失，同侧脑室受压变形，中线结构向对侧移位

表 27-3 颅内和颈部血管疾病为主因

伴随症状	临床特点	考虑疾病	需要获取的新证据
头部钝痛+一过性黑蒙或眩晕+局灶体征	1. 突然发病，中老年人高发 2. 出现颈内动脉或椎-基底动脉系统症状体征：分为颈内动脉系统 TIA：可有一过性黑蒙、失语、偏瘫及偏身感觉障碍等；椎-基底动脉 TIA：可有眩晕、复视、平衡失调和吞咽困难等 3. 持续时间短暂，不超过 24 小时 4. 反复发作，不留后遗症	短暂性脑缺血发作	MRA、颈动脉超声或经颅多普勒超声提示血管狭窄；颅脑 CT 及 MRI 一般无异常
头痛+局灶体征+意识障碍	1. 多见于患有动脉粥样硬化性高血压、糖尿病或冠心病史的老年人 2. 常在安静或睡眠中起病 3. 受累血管不同可有明确定位的症状和体征	动脉血栓性脑梗死	颅脑 CT 发病 24 小时后逐渐显示边界不清的低密度灶；MRI 数小时后可出现低 T_1、高 T_2 信号病灶，DSA 发现血管狭窄或闭塞有助于诊断
患侧搏动性钝痛+局灶体征+意识障碍	1. 起病急骤，任何年龄可发病 2. 有栓子来源疾病病史 3. 可有颅高压症状：如头痛、恶心、呕吐，可有意识障碍、失语、偏瘫、癫痫等局灶神经功能障碍	脑梗死	颅脑 CT 或 MRI 检查可明确病变部位，显示缺血或出血性梗死；心电图和超声心动图可证实心源性栓子存在；MRA、DSA 可证实颅内外血管病变；腰穿有助于出血性梗死或感染性栓塞的诊断
头痛+颅高压症状	1. 急性、亚急性起病，青壮年人多见 2. 常有感染或非感染病因 3. 常见上矢状窦血栓：头痛、恶心、呕吐、视盘水肿、癫痫等；海绵窦血栓：眼眶部疼痛、眼球突出、眼睑及球结膜水肿等；乙状窦血栓：颅压增高症状、意识障碍，甚至是后组脑神经损伤症状；大脑大静脉血栓：高热、意识障碍、去脑强直、锥体束及锥体外系症状	颅内静脉窦血栓形成	颅脑 CT 能显示特异性征象，MRV 可直接显示静脉窦和血栓，必要时可行 DSA 检查明确诊断
头痛+颅高压症状+局灶症状体征	1. 多有高血压、动脉硬化病史 2. 体力活动或情绪激动时起病，突然发病，进展迅速 3. 多有血压明显升高，常有头痛、呕吐、肢体瘫痪、失语和意识障碍 4. 症状轻重取决于出血量和出血部位	脑出血	颅脑 CT 可发现脑内相应部位高密度出血影；MRI 可显示不同时期脑出血改变；CTA/MRA/DSA 可明确鉴别出血原因；无 CT 表现且无颅高压症状时可慎重行腰穿协助诊断

27
头
痛

续 表

伴随症状	临床特点	考虑疾病	需要获取的新证据
撕裂样头痛+脑膜刺激征	1. 突发的头部剧烈胀痛或撕裂样疼痛，位于前额或全头部，可放射至颈部或项背部 2. 常伴恶心、喷射状呕吐 3. 可有意识障碍、谵妄或癫痫等 4. 查体：颈项强直、Kernig 征和 Brudzinski 征阳性	蛛网膜下腔出血	颅脑 CT 示脑沟、脑池内高密度影；腰穿见均匀血性脑脊液是诊断的主要依据（目前无 CT 表现或检查阴性但高度怀疑 SAH 者或鉴别颅内感染者可用）；需行 CTA/MRA/DSA 进一步排除动脉瘤、动静脉畸形及 Moyamoya 病等可能
头痛+血压升高+局灶性症状	1. 突然血压迅速升高，舒张压>120mmHg 2. 以颅内压增高和局限性脑组织损害为主的精神神经系统异常表现 3. 经紧急降压治疗后，症状和体征随着血压下降在数小时内明显减轻或消失，不遗留任何脑损害后遗症 4. 头痛、癫痫发作、意识障碍称为高血压脑病三联征	高血压脑病	颅脑 CT 示：脑组织结构饱满，脑沟变窄或消失，病变部位以大脑后部脑白质为主，基本对称，CT 上呈现低密度影；MRI：病变区域显示为 T_1 低信号、T_2 高信号；腰穿压力升高，蛋白含量增加

表 27-4 颅内非血管性疾患为主因

伴随症状	临床特点	考虑疾病	需要获取的新证据
头痛+渐进性加重+局灶体征	1. 渐进性加重的头痛和颅高压表现 2. 神经系统局灶定位症状体征	颅内肿瘤	颅脑 CT/MRI 显示颅内占位可明确诊断；腰穿脑脊液压力及蛋白升高，可查到肿瘤细胞也可协助诊断
全头胀痛+进行性加重+颅高压症状	典型症状为头痛、呕吐、视物模糊，视盘水肿，偶伴复视、眩晕及癫痫发作；可有脉搏变慢、血压升高、呼吸紊乱、瞳孔改变；部分患者可有眼球运动障碍，锥体束征、肌张力改变及脑膜刺激征	脑积水	颅脑 CT/MRI 表现为脑室扩大（交通性脑积水表现为全脑室扩张，梗阻性脑积水表现为幕上脑室扩张或单侧部分脑室扩张），伴有脑室周围间质水肿

伴随症状	临床特点	考虑疾病	需要获取的新证据
体位性头痛	头痛与体位密切相关，立位或咳嗽、头部震动时头痛加重，平卧时头痛减轻	低颅压头痛	血液检查、颅脑 CT 和颅底三维重建 CT 有助于查找病因，腰穿测压低于 70mmH$_2$O 可协助诊断
剧烈头痛+视力视野缺损	1. 患侧眶周、额、颞部持续剧烈胀痛 2. 伴恶心、呕吐 3. 视力减退、视野缺损、眼部充血、角膜水肿和浑浊、瞳孔散大等	青光眼	眼压、眼底、视力、视野的检测眼压升高（>21mmHg）

表 27-5 感染性疾病为主因

伴随症状	临床特点	考虑疾病	需要获取的新证据
剧烈头痛+感染或接触病史	1. 急性头痛，程度较剧烈，部位在全头部，呈弥散性、搏动性跳痛或撕裂样痛，转头或咳嗽时加剧 2. 多有明确感染或接触病史，可伴发呕吐、发热、癫痫、精神症状和脑膜刺激征等 3. 脑脓肿（化脓性脑炎）时，头痛多与化脓性感染的病灶在同侧，并可出现病灶侧受压的神经系统体征如视力减退、视野缺损、眼部充血、角膜水肿和浑浊、瞳孔散大等	脑膜炎、脑炎、中毒性脑病	脑脊液多显示异常
头痛+低热+脑膜刺激征	1. 低热、头痛、呕吐及脑膜刺激征等 2. 损伤部位不同表现各异，可有癫痫发作、失语、脑神经麻痹、瘫痪、共济失调及感觉障碍等症状	脑蛛网膜炎	1. 脑脊液压力增高 2. 颅脑 CT 及 MRI 可见颅底脑池闭塞、脑室扩大及粘连形成囊肿
头痛+流行病学史	肺吸虫病（脑型）、脑囊虫病、脑包虫病等的头痛呈局限性，持续性钝痛或呈发作性剧痛，并有相应的流行病学病史	脑寄生虫病	颅脑 CT 见低密度影

3. 其他类型头痛：如颅神经痛、中枢性和原发性头痛，以及其他颜面部结构病变所致头痛，常见如下：①三叉神经痛：同侧三叉神经支配区发作性电击样、撕裂样剧痛，沿神经支配区可放射至颞、顶部。可有诱发因素及"扳机点"。目前治疗可行药物治疗或微血管减压手术治疗。②鼻窦炎：继发于上呼吸道感染或鼻炎。头痛为主要症状，可伴有鼻塞、脓涕、头晕及嗅觉减退等。鼻窦区可有压痛。鼻窦 X 线片和 CT 检查

27
头
痛

呈炎症改变。目前以治疗原发病、鼻窦引流和控制感染为主。③颞下颌关节炎：又称科斯顿综合征，表现为一侧下颌关节功能障碍引起的颜面痛或头痛，可有耳痛、颈肩痛、头晕及耳鸣。张口、咀嚼、讲话时疼痛加剧，咀嚼肌附着处有压痛点和扳机点。手指置于颞下颌关节后侧外耳道内，向前挤压引起疼痛有确诊意义。非类固醇类消炎药及蛋白水解酶对其有疗效。

第三步：确诊疾病后治疗方案的选择

不同疾病引起的头痛治疗方案差别较大，查找病因是治疗的关键。根据之上步骤判定病因后，详细治疗方案见表27-6。

表27-6 治疗方案的选择

疾病名称	治疗方案
偏头痛	治疗目的是减轻头痛的严重程度或中断头痛的发生和发展：①消除和减少诱因，避免情绪紧张；②在光线较暗的房间安静休息；③轻中度头痛可给予解热镇痛剂或非类固醇性消炎药物，如阿司匹林、布洛芬等；④中重度头痛宜选用麦角衍生物类药物（5-HT受体激动剂），如二氢麦角胺或麦角胺；⑤伴有严重恶心、呕吐或眩晕症状者可予针对性药物治疗
紧张性头痛	镇静镇痛剂（如阿司匹林、对乙酰氨基酚、非类固醇抗炎剂）；抗焦虑、抑郁性药物（如阿米替林、氟西汀等）；肌肉松弛剂（如中枢性肌肉松弛剂、地西泮或氯硝西泮等）
丛集性头痛	预防性治疗：麦角胺、锂盐、泼尼松、维拉帕米等；急性发作期治疗：吸氧（7～10L/min）、二氢麦角胺、舒马普坦和4%利多卡因鼻腔麻醉等
脑震荡	静养休息必要时可予镇痛、镇静、脱水降颅压等药物治疗
脑挫裂伤	轻中度脑挫裂伤可予头高位、保持呼吸道通畅、脱水降颅压、止血、抗癫痫、脑保护、促醒等药物治疗；重度者或脑疝形成者应急诊手术治疗（尤应密切观察额叶挫伤患者）
急性和亚急性硬膜下血肿	①急性硬膜外血肿原则上一经确诊即应手术；②急性或亚急性血肿无明显意识障碍、病情稳定、血肿量<30ml、中线结构移位<1cm者，可在密切观察病情前提下行非手术治疗；③支持治疗
慢性硬膜下血肿	一旦出现颅高压症状，应积极手术治疗，目前钻孔引流术为首选
短暂性脑缺血发作	药物治疗：①抗凝治疗；②抗血小板聚集治疗；③扩血管治疗；④钙离子拮抗剂；⑤中药活血化瘀 手术治疗：颅外颈内动脉粥样硬化引起管腔严重狭窄（>75%）可行介入治疗或颈动脉内膜剥脱术治疗
动脉血栓性脑梗死	①溶栓治疗，时间窗为起病3小时内，3～6小时需慎重选择病例；②抗凝、抗血小板聚集治疗；③扩血管治疗；④脱水降颅压治疗；⑤脑保护治疗；⑥中药活血化瘀治疗；⑦外科治疗（大面积脑梗死导致颅内高压、脑疝时）

疾病名称	治疗方案
脑梗死	同动脉血栓性脑梗死基本相同，需注意以下几点：①对大脑中动脉主干栓塞的患者应争取在时间窗内溶栓；②感染性栓塞禁用溶栓或抗凝治疗；③脂肪栓塞可用5%碳酸氢钠溶液或10%酒精治疗；④仍需积极治疗原发病
颅内静脉窦血栓形成	脱水降颅压，有效抗感染，控制癫痫，治疗原发病，非感染患者可小心使用抗凝治疗或介入溶栓治疗
脑出血	①原则上就地诊治，安静卧床；②脱水降颅压；③调控血压；④止血剂和凝血剂；⑤手术治疗（幕上血肿>30ml，幕下或丘脑血肿>10ml，或颅内压明显增高，保守无效者）；⑥预防应激性溃疡和肺部感染等并发症
蛛网膜下腔出血	①绝对卧床、预防癫痫、镇咳、通便，必要时镇静治疗；②控制血压；③止血治疗（抗纤溶止血药）；④脱水降颅压；⑤防治脑血管痉挛；⑥病因治疗
高血压脑病	①尽快降低血压；②降低颅内压、控制脑水肿；③控制抽搐；④支持疗法，包括镇静、吸氧、卧床休息，避免情绪激动及紧张、低盐饮食等
颅内肿瘤	依病情手术或放化疗
脑积水	轻症可予脱水降颅压保守治疗；保守无效或进展型脑积水需手术治疗
低颅压头痛	①病因治疗：如控制感染、纠正脱水和糖尿病酮症酸中毒等；②对症治疗：包括卧床休息、补液（2000~3000ml/d）、穿紧身裤和束腹带，给予适量镇痛剂等，鞘内注射无菌生理盐水可使腰穿后头痛缓解；③药物治疗：咖啡因可阻断腺苷受体，使颅内血管收缩，增加脑脊液压力和缓解头痛
青光眼	①降低眼压；②视神经保护；③激光治疗；④手术治疗

第四步：转院指征

当出现下列情况时宜转至大中型综合医院救治：①经治疗症状无好转或加重者。②颅脑外伤或脑卒中急性期病情进展迅速者。③急症患者经检查诊断有外科手术指征者。④脑出血怀疑动脉瘤、脑血管畸形需进一步检查明确诊断者。⑤怀疑肿瘤性疾病，需要进一步检查、行手术治疗者。⑥脑梗死时间窗内需急诊溶栓治疗者。⑦患者全身情况差、不具备支持治疗条件者。

（李 琛）

28. 眩　晕

一、概述

眩晕是一种运动幻觉，是人体对于空间关系的定向感觉障碍或平衡感觉障碍，是视觉、本体感觉、前庭功能障碍所致的一组综合征。包括病人感到周围物体旋转或病人本身在旋转，如起伏波动感、不稳感、摇摆感、头重脚轻感等。这些感觉中，凡是有旋转感觉的为前庭系统受累，统称为真性眩晕（vertigo）。而无旋转感觉的，即波浪起伏感、不稳感、摇摆感、头重脚轻感等。除前庭系统可能受累外，常因视觉系统或本体感觉系统受累而引起，这些感觉称为 dizziness，国内常习惯称为头晕。

二、病因

对有眩晕症状的病人，应认真、详细地倾听患者陈述，了解既往史并做全面的体格检查，首先区分其为前庭性眩晕和非前庭性眩晕。前庭性眩晕又分为周围性和中枢性两类。均各有其不同的性质、特点、发病部位和伴随症状。必要时应做听力、前庭功能和眼底检查，并适当选做脑脊液检查、头颅或颈椎 X 线片、心电图、脑电图及颅脑 CT 扫描、脑血流图检查等以查明病因。

三、诊断思路

第一步：根据眩晕性质、特点和持续时间初步判断疾病范围（图 28-1）

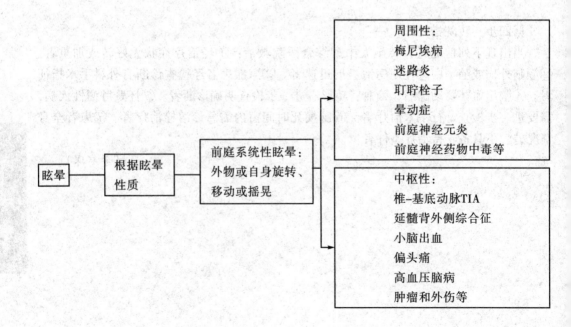

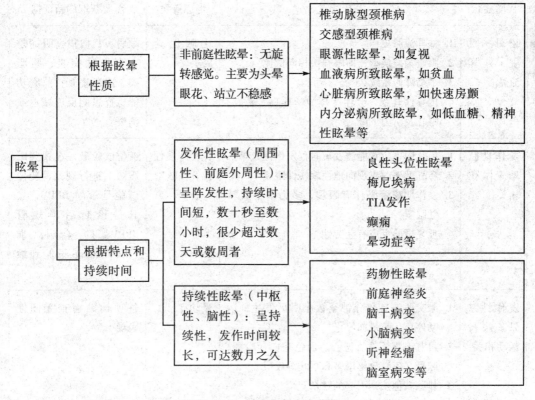

图 28-1　初步判断疾病范围

第二步：结合病史、伴随症状进一步缩小疾病范围

1. 前庭性眩晕：主要分为前庭周围性眩晕（表 28-1）和前庭中枢性眩晕（表 28-2）。

表 28-1　前庭周围性眩晕

伴随症状	临床特点	考虑疾病	需要获取的新证据
发作性眩晕 + 渐进性耳聋、耳鸣、耳胀满感	1. 反复发作的旋转性眩晕（持续 20 分钟至数小时，至少发作 2 次以上） 2. 发作时感到自身或周围物体沿一定方向与水平旋转；睁眼转头加剧，闭目静卧减轻 3. 可伴有波动性听力下降、耳鸣、耳胀满感	梅尼埃病	耳镜检查鼓膜正常；颞骨 CT 偶显前庭导水管周围气化差；前庭功能变温试验示功能减退或消失；听力检查为感音性耳聋，多年长期发作可呈感音神经性聋；甘油试验多阳性

续 表

伴随症状	临床特点	考虑疾病	需要获取的新证据
眩晕+眼震+外耳流脓	1. 外耳流脓史 2. 眼震为瘫痪型，即眼震快相向健侧 3. 平衡障碍持续久 4. 传导性耳聋，会伴有耳漏、耳鸣、恶心、呕吐及听力下降	化脓性迷路炎	颞骨CT扫描，明确是否存在乳突炎、胆脂瘤、迷路瘘管；前庭功能检查患侧反应减退或消失
发作性眩晕+体位相关	1. 患耳向下位置能诱发短时程发作性眩晕 2. 患耳朝下时出现向地性旋转性眼震 3. 发作期眩晕必伴有眼震，多为水平旋转性眼震 4. 反复试验反应有疲劳性	良性阵发性位置性眩晕	变位试验最好在视频眼震图上进行观察，变位试验是诊断BPPV，尤其是诊断后半规管BPPV的金标准（Dix-Hallpike试验和滚转试验）
发作性眩晕+旅行运动相关	1. 乘交通工具数分钟至数小时后发生，运动停止，眩晕亦停止 2. 可有上腹不适、恶心、面色苍白、冷汗、眩晕、唾液分泌增多和呕吐等反应 3. 排除其他疾病引起的眩晕	晕动症	各项辅助检查无阳性表现
眩晕+应用耳毒性药物	1. 眩晕发作前可有耳毒性药物使用史或接触史 2. 眩晕多呈漂浮感；两侧前庭功能明显减退或丧失时，在机体或头部活动时出现动摇视，即外界物体有假运动现象 3. 可有共济失调、恶心、呕吐 4. 睁眼时眩晕加重，偶尔出现轻度眼震 5. 若有耳蜗受累，可伴耳鸣及听力障碍	药物中毒性眩晕	纯音听力检查，表现为两侧对称性感音神经性听力障碍，初期累及高频，以后随病情加重逐渐累及中、低频听力；步态及位置试验阳性；冷热试验双侧前庭功能低下
旋转性眩晕+病毒感染史	1. 病前1~2周多有上呼吸道感染史 2. 突然的旋转性眩晕发作及共济失调，伴恶心、呕吐 3. 早期自发性眼震，后期位置性眼震 4. 持续数天或数周，后进行性减轻，征象完全消失于6个月后 5. 无听觉及中枢神经系病变征象	前庭神经元炎	脑脊液检查对颅内感染性疾病的确定尤为重要；前庭功能下降

表 28-2　前庭中枢性眩晕

伴随症状	临床特点	考虑疾病	需要获取的新证据
眩晕＋复视＋共济失调	见晕厥内容	椎－基底动脉系统 TIA	见晕厥内容
眩晕＋眼震＋共济失调＋霍纳综合征	1. 眩晕、恶心、呕吐及眼震（前庭神经核损害） 2. 病灶侧软腭、咽喉肌瘫痪，表现为吞咽困难、构音障碍、同侧软腭低垂及咽反射消失（疑核及舌咽、迷走神经损害） 3. 病灶侧共济失调（纹状体损害） 4. 霍纳综合征（交感神经下行纤维损害） 5. 交叉性偏身感觉障碍，即同侧面部痛、温觉缺失，对侧偏身痛、温觉减退或丧失（脊髓丘脑侧束损害）	延髓背外侧综合征	颅脑 CTA/MRA/DSA 示小脑后下动脉狭窄或血栓形成，MRI/DWI/PWI 可显示延髓背外侧局灶缺血
眩晕＋剧吐＋共济失调	1. 突然起病的眩晕、频繁呕吐 2. 伴枕部头痛、走路不稳、复视等 3. 重症出现意识障碍、颅内压增高、脑疝表现	小脑出血	肌张力降低，共济失调、Romberg 征阳性；颅脑 CT 示小脑实质内片状或团块状高密度出血影，四脑室可受压阻塞形成梗阻性脑积水
眩晕＋耳鸣、耳聋	1. 单侧耳鸣、耳聋数月后出现眩晕 2. 肿瘤增大可出现面神经和三叉神经受压表现，如面瘫、面部抽搐、面部麻木等；继续增大出现小脑、脑干、后组颅神经受压表现，如共济失调、声嘶、吞咽困难、饮水发呛等 3. 出现脑积水则有颅高压表现	听神经瘤	颅脑 CT 表现为桥小脑角区占位，呈等密度或低密度，少数呈高密度，伴内听道扩张；MRI 示 T_1 呈略低或等信号，T_2 呈高信号，第四脑室、脑干及小脑可变形移位，增强扫描实质部分明显强化，囊变区不强化；BAEP 示 I 波潜伏期延长
发作性眩晕＋脑电图改变	1. 由前庭神经受刺激所诱发的癫痫发作，外耳道冷、热水灌注可诱发发作 2. 发作性眩晕，并可伴意识丧失	癫痫性眩晕	脑电图可有颞叶癫痫源性病理波发放

2. 非前庭性眩晕：非前庭性眩晕主要由颈部疾病及房颤等因素引起（表 28-3）。此外，其他原因导致的非前庭性眩晕主要有：

（1）心血管疾病，如：①高血压病：高血压所致的眩晕多数是由于情绪变化、精神紧张或受精神刺激等因素的影响，使血压产生波动而引起的。也有的是滥用降压药，使血压突然大幅下降，发生眩晕。②低血压症：低血压眩晕非常多见，特别是年轻人，容易反复发作。姿势性低血压眩晕则多见于中老年人，在起立或起床时突然眩晕，旋即消失，再做同样动作时又觉眩晕。

（2）血液病：如贫血，贫血容易引起脑缺氧而出现眩晕，恶性贫血眩晕尤为明显。患者可因中枢神经系统缺氧，导致神经系统的器质性变化，导致运动或位置感及下肢震动觉丧失，从而使眩晕加重。

（3）中毒性疾病：如急性发热性疾病、尿毒症、严重肝病、糖尿病等。

（4）眼源性疾病：如眼肌麻痹引起的复视、屈光不正等。

（5）自主神经功能紊乱：多见于中年女性，神经较敏感、易激动或性格内向者容易发病。病前可有精神刺激，出现突然发作眩晕、外景旋转、不敢睁眼，一般伴有恶心、冷汗、面色苍白等症状，发作后恢复正常。听力及前庭功能检查均正常。

以上病症可有不同程度眩晕，但常无真正旋转感，一般不伴听力减退、眼球震颤，少有耳鸣，最重要的是需有原发病的其他表现。治疗上也以治疗原发病为主，症状治疗为辅。

表 28-3　非前庭性眩晕

伴随症状	临床特点	考虑疾病	需要获取的新证据
眩晕 + 头颈转动相关	1. 多中老年人发病 2. 发病与颈部体位改变相关，当头部过度后仰或转动某一方位时发生，停止后仰或扭转时，症状消失或明显减轻 3. 持续时间短，几分钟或几小时恢复 4. 发作性眩晕，可伴有神经根症状，有时伴有恶心、呕吐、耳鸣、耳聋、眼球震颤	颈性眩晕	颈椎 X 线片示骨质增生，生理曲度变直；颈椎 CT 示横突孔变窄及颈椎退行性变
眩晕 + 心悸	1. 阵发性或持续性心悸伴眩晕 2. 体征：心尖部第一心音强弱不等，心律绝对不齐，脉搏短绌	房颤	心电图基本特征：P 波消失，代之以形态大小不一、振幅及间距不等的 f 波，频率在 350 ～ 600 次/分，而且 QRS 波不规则，节律绝对不齐，其中正常 P 波消失而出现颤动是房颤的主要诊断条件

第三步：确诊疾病后治疗方案的选择（表 28-4）

表28-4　治疗方案

疾病名称	治疗方案
梅尼埃病	①发作期卧床休息；②前庭神经抑制剂；③抗胆碱能药；④血管扩张药及钙离子拮抗剂；⑤利尿脱水药；⑥手术治疗（长期保守无效、耳聋耳鸣严重者）
化脓性迷路炎	①使用足量有效抗生素控制感染；②施行乳突手术，彻底清除病源；③对症支持治疗
良性阵发性位置性眩晕	①手法复位；②前庭抑制剂等药物治疗；③手术治疗
晕动症	①闭目仰卧；②抗组胺和抗胆碱类药物治疗
药物中毒性眩晕	①以预防为主，一经发现立即停药；②神经营养药；③血管扩张剂；④前庭神经抑制剂
前庭神经元炎	①病因治疗；②对症支持治疗
椎-基底动脉系统TIA延髓背外侧综合征	①抗凝治疗；②抗血小板聚集治疗；③扩血管治疗；④钙离子拮抗剂；⑤中药活血化瘀；⑥手术治疗
小脑出血	急性期变化迅猛，建议紧急处理后立即转诊上级医院 ①控制血压；②脱水降颅压；③止血药物；④防治并发症；⑤手术治疗（血肿≥10ml或出现意识障碍、脑积水者）
听神经瘤	转诊上级医院
癫痫性眩晕	抗癫痫药物治疗
颈性眩晕	①按摩颈部软组织；②颈椎牵引；③理疗；④封闭；⑤血管扩张剂；⑥手术治疗
房颤	①原发病因治疗；②药物治疗，包括药物复律、控制心室率、抗凝预防血栓等；③射频消融；④外科治疗

第四步：转院指征

当出现下列情况时宜转至大中型综合医院救治：①经治疗症状无好转或加重者。②颅内肿瘤或血肿病情进展迅速者。③急症患者经检查诊断有外科手术指征者。④怀疑全身性或肿瘤性疾病，需要进一步检查治疗者。⑤患者全身情况差，不具备支持治疗条件者。

（李　琛）

29. 晕 厥

一、概述

晕厥是临床常见的综合征，指突然发生的、一过性短暂的意识丧失。多为大脑一时性广泛性供血不足引起，其特点为突然发作、意识丧失时间短（一般 1~2 分钟，罕有>30 分钟）、常不能保持原有姿势而昏倒、在短时间内迅速苏醒和少有后遗症。发作间歇期体格检查多正常或有明显的心血管疾病。多数患者晕厥前有一定诱发因素。

二、病因

晕厥具有一定的致残和致死率。因此尽快对这类患者做出诊断并给予治疗具有十分重要的意义。但是很多情况下晕厥患者确诊并不容易。详细了解患者病史（包括既往史、诱因、家族史等），仔细查体（包括测量血压）和心电图检查是诊断晕厥及判断其发生原因的三个基本要素。

三、诊断思路

第一步：根据晕厥的诱发因素和发作时体位初步判断疾病范围（图 29-1）

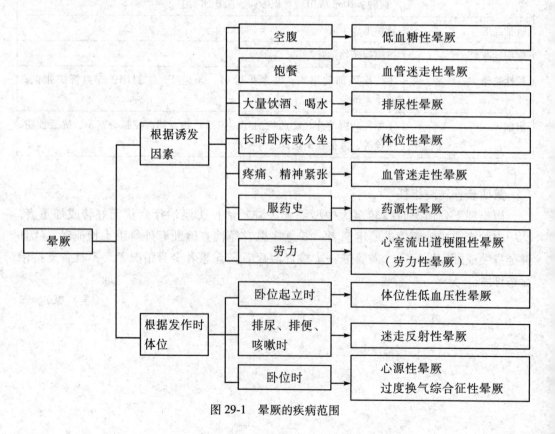

图 29-1 晕厥的疾病范围

第二步：结合病史、伴随症状及辅助检查明确诊断，给予治疗

1. **心源性为主因**：心源性晕厥是由于心排出量突然降低引起脑血管缺血而诱发的晕厥。常见于严重心律失常，亦见于急性心脏排血受阻。严重者在晕厥发作时可导致猝死，是最严重的类型。是否存在器质性心脏疾病是影响晕厥患者预后最关键的因素。存在器质性心脏病或左心室功能不全的患者若出现晕厥应高度警惕猝死的危险（表29-1）。

2. **血管反射性为主因**：血管反射性晕厥由突然发生的神经反射介导的血管张力和心率变化引起的晕厥，是临床最常见的晕厥类型（表29-2）。

3. **脑源性为主因**：脑源性晕厥是指供血于脑部的血管（包括颈动脉系统、椎-基动脉系统、主动脉弓及其分支如锁骨下动脉、无名动脉等）发生一时性广泛性缺血所出现的晕厥（表29-3）。

4. **血源性为主因**：血源性晕厥主要指由于血液成分改变，引起脑缺氧、糖和能量供应障碍等引起的晕厥（表29-4）。

5. **药源性为主因**：药物性晕厥为服用过量药物或敏感药物导致的晕厥发作，主要为心血管药物、抗精神失常药物、抗菌药物、镇痛药物等。一般来说，有轻微不良反应的患者以静卧、停药治疗为主，严重者应马上就医并针对性应用拮抗药物治疗。

6. **精神疾病为主因**：癔症多见于青年女性，在一定强烈的精神因素刺激和紧张的情绪下突然发生晕厥，晕倒后无动作或有抵抗性动作，持续时间长短不等，可长达1小时以上。发作时脉搏、心率、血液、皮肤黏膜颜色、心电图无改变。

表29-1 心源性晕厥

伴随症状	临床特点	考虑疾病	需要获取的新证据
晕厥+心率缓慢	呈间歇性发作，多以心率缓慢所致心、脑、肾等脏器血供不足症状为主，轻者乏力、头晕、记忆力差、反应迟钝等，严重者可有黑蒙或阿-斯综合征发作	窦性心动过缓	心电图特征性表现：P波频率<60次/分，一般在40~60次；常伴窦性心律不齐，即在同一次心电图描记中，P-P间隔互差>0.12~0.16s；QRS波正常
晕厥+心率缓慢+传导阻滞	1. 可有器质性心脏病史，部分有家族史 2. 发病隐匿，病程缓慢，可呈间歇发作 3. 轻者可出现乏力、头晕、眼花、失眠、记忆力差、反应迟钝或易激惹等，严重者可引起短暂黑蒙、心绞痛或阿-斯综合征发作；部分患者合并短阵室上性快速心律失常发作，又称慢-快综合征	病态窦房结综合征	心电图表现：①持续而显著的窦性心动过缓（低于50次/分），且并非由于药物引起；②窦房传导阻滞与房室传导阻滞并存；③窦性停搏与窦房传导阻滞；④心动过缓与房性快速心律失常交替发作

续 表

伴随症状	临床特点	考虑疾病	需要获取的新证据
晕厥+心悸+心室率快	1. 突然发作，可持续数分钟、数小时或数日 2. 发作时心率不过快，又无器质性心脏病者症状轻微，可仅有心悸；有器质性心脏病且心室率较快时，由于心排血量降低，常有心悸、气短、胸闷、头晕，严重时出现晕厥、心力衰竭、心绞痛、休克，少数发展为心室扑动或心室颤动 3. 心脏听诊：心率快，心律规则或有轻度不齐，心尖部第一心音响度改变及大炮音，可有第一心音宽分裂，刺激迷走神经不能终止发作	阵发性室性心动过速	心电图：①连续出现3次或3次以上室性期前收缩；②心室率100~250次/分；③QRS波群宽大畸形；④心室激动波与QRS波群之间无固定关系
	1. 常见于年轻人 2. 发作时有心悸、多尿、冷汗、呼吸困难等 3. 持续时间长可导致严重循环障碍，引起心绞痛、头晕、晕厥，甚至心衰、休克 4. 突然发作又突然停止，在发作停止时由于恢复窦性心律间歇太长，偶有发生昏厥者 5. 查体：心率快，心音绝对规则一致，颈静脉不出现炮波，脉搏细速，血压可下降；压迫颈动脉窦可使心率立即恢复正常，可与阵发性室性心动过速鉴别	阵发性室上性心动过速	心电图：①连续3个或3个以上迅速出现的QRS波；②心室率150~250次/分；③QRS波群与形态均正常；④可见逆行P波 心脏电生理检查：心动过速能被期前刺激诱发和终止
晕厥+呼吸困难+心绞痛	1. 症状出现晚，典型的症状是呼吸困难、运动时晕厥和心绞痛 2. 约1/4有症状的主动脉瓣狭窄病人会发生晕厥，且常在劳力后或身体前屈时发生 3. 查体主动脉区可闻及典型的收缩期喷射样杂音	主动脉瓣狭窄	X线检查：心影正常或左心室轻度增大，左心房可能轻度增大，升主动脉根部常见狭窄后扩张 心电图检查：重度狭窄者有左心室肥厚伴ST-T继发性改变和左心房大，可有房室阻滞、室内阻滞（左束支阻滞或左前分支阻滞）、心房颤动或室性心律失常 超声心动图检查：是明确诊断和判定狭窄程度的重要方法

29 晕厥

伴随症状	临床特点	考虑疾病	需要获取的新证据
一过性晕厥+心悸+胸痛	1. 频发的一过性晕厥、心悸、胸痛、运动型呼吸困难、猝死等,严重心律失常是猝死的主要原因 2. 查体心尖区内侧或胸骨左缘中下段闻及喷射性收缩期杂音	梗阻性肥厚型心肌病	X线检查:心脏大小正常或增大,心脏左心室肥厚为主 ECG:可有各类型心律失常 典型超声心动图表现:①室间隔明显肥厚,室间隔厚度/左心室游离壁厚度之比>1.3;②二尖瓣前叶收缩期前移贴近室间隔;③左心室流出道狭窄;④主动脉瓣收缩中期呈部分性关闭
发作性晕厥+抽搐	1. 多无风湿热病史 2. 病程较短 3. 心悸、气急等症状,可发作性晕厥、抽搐,甚或导致猝死 4. 体征随体位变动而改变,在心尖区可听到舒张期或收缩期杂音,肺动脉瓣区第二音增强	左心房球型瓣膜血栓和左心房黏液瘤	心电图:大多显示窦性心律 超声心动图检查:可以看到黏液瘤呈现的能移动的云雾状光团回声波(左心房黏液瘤在收缩期时光团位于心房腔内,舒张期时移位到二尖瓣瓣口)

表 29-2 血管反射性晕厥

伴随症状	临床特点	考虑疾病	需要获取的新证据
晕厥+先兆症状+血压下降	1. 多见于年轻体弱的女性 2. 发病前多有明显诱发因素 3. 发作前有先兆症状:如头晕、面色苍白、全身乏力、恶心、呕吐、大汗、站立不稳等 4. 反复晕厥发作,发作时血压下降,心率减慢而微弱;但恢复较快,无后遗症	血管迷走神经性晕厥	直立倾斜试验阳性;心电图和脑电图检查可排除其他因素的晕厥
晕厥+体位相关+低血压	1. 突然起立后倒地,神志丧失 2. 可伴有站立不稳、视物模糊、头晕目眩、全身乏力等,严重时会发生晕厥 3. 持续时间一般较短 4. 卧位-立位血压下降30mmHg或以上	直立性低血压性晕厥	反复测量不同体位的血压
晕厥+压迫颈静脉窦相关	1. 多见于高龄、高脂血症者 2. 晕厥发生多与头颈突然转动、刺激或压迫颈动脉窦有关,常发生在猛回头、领带系得过紧时	颈动脉窦过敏性晕厥	心电图、心脏彩超检查正常。血管彩超、影像检查提示有或无颈动脉窦处动脉硬化改变

续 表

伴随症状	临床特点	考虑疾病	需要获取的新证据
晕厥+吞咽动作相关	1. 反复发作的晕厥 2. 因吞咽诱发吞咽时食团的刺激可引起迷走神经张力增高，反射性心脏抑制，导致严重的窦性心动过缓、房室传导阻滞及血压下降，进而脑血流量急剧减少而发生晕厥；可出现在气管镜、食管镜及胃镜等检查操作时	吞咽性晕厥	倾斜试验可阳性；心电图、X线片、气管镜、食管镜、胃镜可排除咽、喉、食管、纵隔疾病和严重的房室传导阻滞
晕厥+咳嗽相关	1. 多见于慢性呼吸道疾病伴剧烈咳嗽患者 2. 每次均由咳嗽引发，剧烈咳嗽后突发晕厥，意识丧失 3. 病程持续短，数秒或数分钟后自行恢复，发作后多无不适	咳嗽性晕厥	肺CT或胸片多有基础病改变。脑电图、心电图、血糖检查无异常
晕厥+排尿相关	1. 睡眠前大量饮酒饮水蓄尿 2. 排尿中或排尿后突发晕厥倒地多 3. 发病前有头晕、眼花、无力等；意识突然丧失1~2分钟，并同时晕倒，易发生外伤；自然苏醒者不留后遗症	排尿性晕厥	倾斜试验可阳性

表29-3 脑源性晕厥

伴随症状	临床特点	考虑疾病	需要获取的新证据
晕厥+头痛+癫痫	1. 常由过度劳累、紧张、情绪激动所诱发 2. 起病急骤，进展迅速：血压急剧升高，可达200~260/140~180mmHg，或血压比前明显升高（收缩压升高>50mmHg，舒张压升高>30mmHg） 3. 可出现"高血压脑病三联征"（头痛、癫痫发作、意识障碍） 4. 常伴呕吐、黑蒙、抽搐和意识障碍，一般在血压显著升高12~48小时后发生	高血压脑病	眼底检查可以出现视盘水肿、出血和渗出，视网膜动脉痉挛等高血压眼底特征；颅脑CT和MRI检查显示为脑水肿的特征性改变
晕厥+血压、体位改变	1. 中老年人发病 2. 血压突然降低或体位改变时，脑供血在原来低水平下进一步减少，引起晕厥 3. 可伴有头痛、烦躁、心悸、失眠、记忆力减退、肢体麻木、出血等症状	脑动脉硬化	血液生化检查常有胆固醇、甘油三酯、低密度脂蛋白和血糖增高；经颅多普勒超声可发现脑血管弹性减低，血流量减少提示管腔狭窄；颅脑CT和MRI可见普遍的脑萎缩、腔隙性梗死灶和脑白质变性

续 表

伴随症状	临床特点	考虑疾病	需要获取的新证据
晕厥＋发热＋关节肿痛	1. 40岁以下，特别是女性，出现不明原因长期发热、关节肿痛、晕厥、顽固性高血压、间歇性跛行等典型症状 2. 脉搏减弱或消失，双上肢血压明显不等，下肢血压低于上肢血压 3. 病变部位不同，症状不同：①锁骨下动脉狭窄或堵塞，可引起晕厥、视觉障碍等；②颈动脉受累可引起晕厥、视力障碍、意识丧失、偏瘫；③肾动脉损害可引起肾性高血压；④下肢动脉受损，可出现间歇性跛行，下肢麻木、无力、疼痛和肢体冷感；⑤肺动脉受损重症者可有发绀、心悸、气短	多发性大动脉炎	1. 实验室检查：血沉增快，白细胞增高，α、γ 球蛋白和免疫球蛋白 IgG、IgM 增高 2. 血管超声多普勒检查：可见病变部血管变窄，血流减少
晕厥＋眩晕＋共济失调	1. 突然发病，中老年人高发 2. 迅速出现神经系统局灶症状体征 3. 持续时间短暂，不超过24小时 4. 反复发作，不留后遗症	椎-基底动脉 TIA	颅脑 CT 及 MRI 一般无异常，但 MRA 可见颅内动脉狭窄征，发作时 DWI 和 PWI 可发现脑局部缺血改变，必要时还可行多普勒超声、TCD、SPECT 和 PET、DSA 等判断脑血流改变

表 29-4 血源性晕厥

伴随症状	临床特点	考虑疾病	需要获取的新证据
晕厥＋血糖降低相关	1. 常见于应用降糖药物或胰岛素过量、进食不足、胰岛细胞瘤等患者 2. 发作时血糖明显降低，注射葡萄糖可终止发作 3. 表现为心率快、出汗、四肢厥冷、晕厥等	低血糖性晕厥	血糖明显低于正常；可行腹部超声或 CT 明确病因，排除胰岛细胞瘤、原发性肝癌等可能
晕厥＋贫血	1. 一过性晕厥 2. 血液病病史 3. 血压低	重度贫血性晕厥	生化指标血红蛋白明显低于正常值；可行骨穿、ECG、B 超或 CT 等检查明确原发病
晕厥＋过度换气	1. 情绪紧张、癔病或妊娠等诱发 2. 呼吸增快、通气过度 3. 发作时伴有心跳加速、心悸、出汗、手足麻木、抽搐等表现	过度换气综合征	生化指标二氧化碳浓度低于正常值；心电图和影像表现无异常

第三步：确诊疾病后治疗方案的选择（表 29-5）

表 29-5　治疗方案

疾病名称	治疗方案
窦性心动过缓	①无症状无需治疗；②有症状者行病因治疗；③酌情选用 M 受体阻滞剂、β 受体激动剂；④必要时行心脏起搏治疗
病态窦房结综合征	①病因治疗；②药物治疗（M 受体阻滞剂、β 受体激动剂）；③安装人工起搏器
阵发性室性心动过速	①药物治疗（利多卡因等）；②射频消融；③同步直流电复律；④植入型心律转复除颤器；⑤外科手术
阵发性室上性心动过速	①刺激迷走神经的方法可终止发作；②口服 Ia 类、Ⅲ 类和 Ic 类抗心律失常药物；③射频消融；④同步直流电复率
主动脉瓣狭窄	①无症状的轻度狭窄不用处理，定期复查；②主动脉瓣膜成形术；③人工瓣膜置换术
梗阻性肥厚型心肌病	①β 受体阻滞剂；②钙离子拮抗剂；③抗心律失常药物；④外科手术治疗
左心房球型瓣膜血栓和左房黏液瘤	明确诊断后应尽早转诊上级医院施行手术摘除肿瘤，恢复心脏功能
血管迷走神经性晕厥	①β 受体阻滞剂；②钙离子拮抗剂；③丙吡胺；④M 受体拮抗剂；⑤安装起搏器
直立性低血压性晕厥	将病人抬放在空气流通处，或将头放低，松解衣领，适当保温，病人一般很快苏醒，必要时可适当应用升压药物
颈动脉窦过敏性晕厥	①解除压迫，静卧休息，必要时升压治疗；②有原发病者治疗原发病
吞咽性晕厥	主要针对病因治疗
咳嗽性晕厥	①治疗原发病；②镇咳治疗
排尿性晕厥	以预防为主，避免酗酒和过度劳累；倒地后应立即让其平卧，怀疑颅脑外伤时立即送往医院
高血压脑病	①尽快降低血压；②降低颅内压，控制脑水肿；③控制抽搐；④支持治疗
脑动脉硬化	①预防治疗为主；②控制动物脂肪、高胆固醇摄入；③改善循环药物和降脂药；④病因治疗如高血压、糖尿病
多发性大动脉炎	①急性期主要应用糖皮质激素；②慢性期可用抗血小板药物、血管扩张药物、降压药物等；③血管严重狭窄者可选手术治疗（经皮血管腔内成形术、动脉旁路移植术）
椎-基底动脉 TIA	①抗凝治疗；②抗血小板聚集治疗；③扩血管治疗；④钙离子拮抗剂；⑤中药活血化瘀；⑥手术治疗
低血糖性晕厥	①对症治疗：口服或注射葡萄糖；②病因治疗

疾病名称	治疗方案
重度贫血性晕厥	①原发病因治疗；②药物治疗；③输血治疗；④外科治疗
过度换气综合征	①防治原发病；②精神性通气过度可用镇静剂；③可用纸袋或长筒袋罩住口鼻，以增加呼吸道死腔；④手足搐搦者可静脉适量补给钙剂

第四步：转院指征

当出现下列情况时宜转至大中型综合医院救治：①经治疗症状无好转或加重者。②颅内肿瘤或血肿、梗塞病情进展迅速者。③急症患者经检查诊断有外科手术指征者。④怀疑全身性或肿瘤性疾病，需要进一步检查治疗者。⑤患者全身情况差，不具备支持治疗条件者。⑥左心房球型瓣膜血栓和左房黏液瘤患者一经诊断应立即转诊手术治疗。

（李 琛）

30. 抽搐与惊厥

一、概述

抽搐有时又称惊厥，是指患者局部或全身骨骼肌发作性的不自主抽动、强直、痉挛的一组症候群，通常侵犯若干肌肉或肌群。抽搐反复发作时可伴有意识障碍，也可有感觉、情感、行为和自主神经功能的异常。临床上抽搐的概念较为广泛和模糊，可以包含痉挛、抽动、搐搦和痫性发作等。

二、病因

引起抽搐发作的病因很多，临床表现也多样，诊断时除完善病史、症状及体格检查外，血生化、小便、大便等常规检查多属必要。其他实验室检查根据病情有选择性进行，如脑脊液、血糖、尿素氮、二氧化碳结合力等检验，以及 X 线、B 型超声波、心电图、脑电图、CT 等检查，以协助诊断的确立。

三、诊断思路

第一步：根据抽搐的发病年龄和发作前病史初步判断疾病范围

根据发生抽搐时的年龄，如处于新生儿期或老年期等；以及抽搐发作前的病史，如发作前有外伤或发热等病史；可以初步判断疾病的范围（图 30-1）。

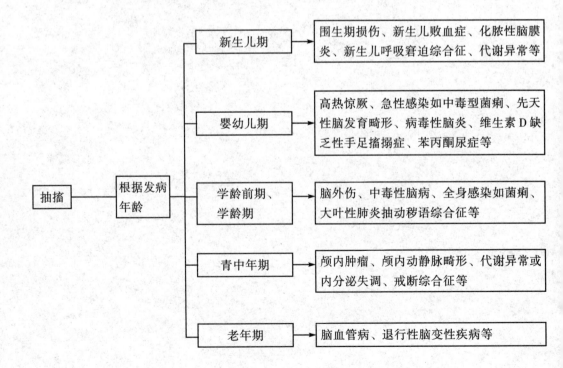

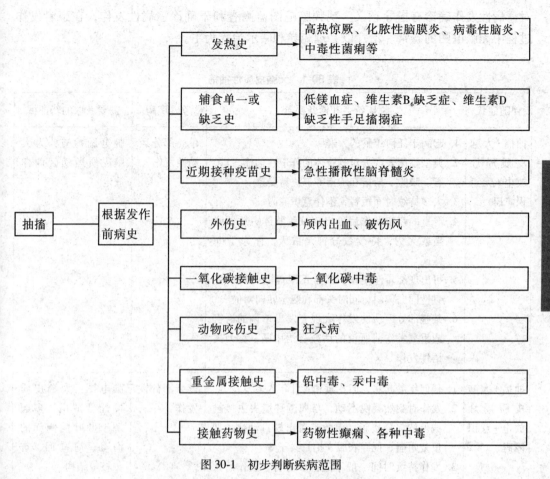

发热史 → 高热惊厥、化脓性脑膜炎、病毒性脑炎、中毒性菌痢等

辅食单一或缺乏史 → 低镁血症、维生素B_6缺乏症、维生素D缺乏性手足搐搦症

近期接种疫苗史 → 急性播散性脑脊髓炎

外伤史 → 颅内出血、破伤风

一氧化碳接触史 → 一氧化碳中毒

动物咬伤史 → 狂犬病

重金属接触史 → 铅中毒、汞中毒

接触药物史 → 药物性癫痫、各种中毒

抽搐 — 根据发作前病史

图 30-1　初步判断疾病范围

第二步：结合发作病史、伴随症状进一步缩小疾病范围。

1. 大脑皮质性抽搐：主要是指痫性发作。痫性发作是脑部神经元异常过度或同步性活动而出现的一过性症状和（或）体征，其定义包括三方面：①发作起始的形式为突发突止，一过性；②临床表现包括有主观症状和客观表现；③脑电图可见异常增强同步（表30-1）。

2. 大脑皮质下抽搐：病因包括有抽动秽语综合征、药物引起的抽搐以及纹状体病变引起的抽搐等。其发病机制与锥体外系统的功能异常有关（表30-2）。

3. 脊髓性抽搐：脊髓损伤的特征性反射亢进状态表现为阵挛，由突然施加的牵拉刺激引起的节律性不自主的肌肉收缩。脊髓性抽搐见于各种原因引起的脊髓损伤以及多发性硬化等（表30-3）。

4. 非中枢性抽搐：多为眼角及口角等局部的不自主抽动（表30-4）。

5. 癔病性发作：临床表现为运动性发作、感觉性发作或行为异常（如发声、哭泣、情感暴发等），可能类似于任何一种癫痫发作类型，患者常被误诊为全面性强直-阵挛发作、失神发作、单纯或复杂性部分发作。根据发作时是否伴有自我损伤行为或尿失禁、暗示作用下诱发抽搐发作、心理测验、既往史和便携式脑电图检查等情况，对癔病性发作确诊有指导意义。视频脑电图监测有利于确诊癔病性发作，在患者发作过程中无脑电图的异常。治疗以心理疏导和暗示治疗为主。

表 30-1 大脑皮质性抽搐

伴随症状	临床特点和诊断要点	考虑疾病	需要获取的新证据
抽搐+大脑皮质局灶放电+无意识障碍	1. 起病于任何年龄的人群 2. 典型临床表现为对侧肢体的阵挛性抽搐，口、唇、眼睑、拇指和示指等部位易受累 3. 大多持续时间短暂，不伴意识障碍 4. 严重的痉挛发作后可出现该侧肢体短暂性瘫痪或无力，持续数分钟至数天，称为 Todd 瘫痪 5. 可出现旋转性发作，最常见眼球向一侧的强直性同向偏斜，同时头部和躯干转向对侧 6. 某些部分运动性发作表现有发出单调的语言或重复发作前所说的话或言语中断，称为失语性发作	单纯部分运动性发作	脑电图检查：为大脑皮质运动区痫样放电
抽搐+大脑皮质局灶放电+意识障碍	1. 任何年龄起病，但儿童和青壮年人多发 2. 发作时突然凝视不动，与周围环境失去接触或保持部分接触，多数患者出现自动症，如反复咀嚼、抚弄衣服、拍打桌子等 3. 发作持续时间一般不超过 2 分钟，发作后常有疲惫、头昏、嗜睡甚至定向力不全	复杂部分性发作	脑电图：大脑皮质局灶性放电，多起源于颞叶内侧面的海马、海马回、杏仁核等结构
突发突止的意识丧失	1. 儿童期起病 2. 典型表现为突然发生和突然终止的意识丧失 3. 病人中断正在进行的活动 4. 持续时间极短，一般只有几秒钟 5. 发作后立即清醒，病人无任何不适，继续先前的活动 6. 每天可能发作数十次甚至上百次	失神发作	脑电图：典型的双侧对称的每秒 3Hz 的棘-慢复合波，背景活动正常
肌肉收缩+触电样发作	1. 一般在 12~15 岁发病，有遗传倾向 2. 表现为快速、短暂、触电样肌肉收缩，可能遍及全身，也可能局限于某个肌群，常成簇发生 3. 可以单次出现，但常见快速反复发生 4. 发作时间短，一般不伴有意识障碍，刚入睡和晨起最易发作	肌阵挛发作	脑电图：全导联快速不规则的多棘-慢波或棘-慢波

伴随症状	临床特点和诊断要点	考虑疾病	需要获取的新证据
全身对称性抽搐+意识丧失	1. 常见的发作类型，也成为大发作，以意识丧失和全身对称性抽搐为特征 2. 强直期：突然倒地，双眼球上窜，意识丧失，全身肌肉强直性收缩，喉肌痉挛，呼吸暂停，可有舌咬伤等，持续不到半分钟 3. 阵挛期：间歇性阵挛，频率由快变慢，不同肌群强直和阵挛交替出现，持续半分钟到1分钟，最后一次强烈阵挛后抽搐突然终止，所有肌肉松弛 4. 惊厥后期：呼吸首先恢复，肌张力减低，意识逐渐恢复，仍可有短暂强直痉挛，造成牙关紧闭和大小便失禁 5. 发作开始到意识恢复历时5~10分钟，发作过程中可有面色青紫、瞳孔散大、对光反射消失、血压升高、汗液和唾液分泌增多等表现 6. 清醒后常感头晕、头痛和疲乏无力，对发作情况不能记忆	强直-阵挛发作	脑电图：强直期表现为逐渐增强的弥漫性10周/秒波；阵挛期表现为逐渐变慢的弥漫性慢波，有间歇发作的成群棘波
嘴角及面部抽搐+中央-颞区脑电异常	1. 常染色体显性遗传 2. 好发于3~13岁之间，9~10岁为发病高峰 3. 男性明显多于女性 4. 常夜间发病，表现为嘴角及一侧面部抽动，常意识清楚，偶可累及对侧肢体，甚至进展为全身性强直-阵挛性发作 5. 发作稀疏，每月一次或数月一次	具有中央-颞部棘波的良性儿童期癫痫	神经系统查体和神经影像学检查正常。脑电图检查在中央-颞区可见一侧高波幅棘波，并有向对侧扩散的倾向
抽搐+视觉症状诱发	1. 常染色体显性遗传 2. 15个月至17岁发病，多见4~8岁 3. 男性患儿略多 4. 发作始以视觉症状，如黑蒙、闪光、视幻觉或错觉，随之出现一侧阵挛性抽动及自动症 5. 1/4的患儿发作后头痛	具有枕区放电的良性儿童期癫痫	神经系统查体和神经影像学检查正常。脑电图：一侧或双侧半球枕区或颞区阵发性高波幅棘-慢波或尖波，反复以节律性形式发放，仅在闭眼时见到

续　表

伴随症状	临床特点和诊断要点	考虑疾病	需要获取的新证据
抽搐＋高热＋幼儿	1. 发病年龄多为 6 个月至 4 岁，亦可<6 个月或>4 岁 2. 发热初期（24 小时内，个别<48 小时），体温≥39℃时突然发生的惊厥 3. 惊厥为全身性对称或部分性不对称发作，双眼球凝视、斜视、发直或上翻，伴意识丧失 4. 惊厥持续数 10 秒至数分钟，个别呈惊厥持续状态（惊厥发作>30 分钟） 5. 惊厥过后意识恢复快，无中枢神经系统异常 6. 脑电图多于惊厥后 2 周恢复正常 7. 可有遗传因素	高热惊厥	脑电图检查可有节律变慢或枕部有高电位δ活动
全身痉挛＋智能发育迟滞＋婴幼儿起病	1. 又称婴儿痉挛症，是婴幼儿常见抽搐原因之一 2. 出生后 1 年内发病，男孩多见 3. 以频繁发作的全身痉挛、智能发育迟缓和脑电图上高峰节律失常为特征性三联征 4. 痉挛表现为快速点头、双上肢外展、下肢和躯干屈曲，偶尔下肢也可为伸直状 5. 症状性多见，隐源性少见，往往有肯定的脑损伤证据，预后不良	West 综合征	脑电图检查示特征性高峰节律失常可应用影像学、血液、尿液、遗传代谢病检测，甚至脑脊液检查明确病因
抽搐＋智能障碍＋学龄前起病	1. 学龄前起病 2. 发作形式多样，以强直性发作最常见，其他依次为失张力性发作、肌阵挛性发作、失神发作和全身强直-阵挛发作 3. 发作频繁，每天可多达数十次 4. 多数患儿曾患脑病，发作难以控制 5. 常伴有智能障碍 6. 预后不良	Lennox-Gastaut 综合征	脑电图检查示弥漫、两侧同步的 1.5～2.5Hz 慢-棘-慢复合波
新生儿抽搐＋围生期窒息史	1. 有明显的围生期窒息史，如出生前提示宫内窘迫，分娩时胎心增快或减慢，或第二产程延长，羊水污染，出生时有窒息史等 2. 复苏后仍有意识、肌张力、呼吸节律等方面异常，甚至出现惊厥、呼吸衰竭 3. 近期不良预后是早期新生儿死亡，远期不良预后多为脑神经损害的后遗症，如脑性瘫痪、脑积水、智力低下、癫痫和运动障碍等	新生儿缺血缺氧性脑病	脑电图检查示出现棘波和尖波颅脑 CT 检查可发现硬膜下少量出血或蛛网膜下腔出血

伴随症状	临床特点和诊断要点	考虑疾病	需要获取的新证据
抽搐+发热+脑膜刺激征阳性	1. 急性起病，好发于婴幼儿和老年人 2. 感染症状：发热、寒战或上呼吸道感染表现等 3. 脑膜刺激征：颈项强直，Kernig 征和 Brudzinski 征阳性 4. 颅内压增高表现：剧烈头痛、呕吐、意识障碍等 5. 局灶症状：部分患者可出现局灶性神经功能损害的症状，如偏瘫、失语等 6. 临床分三型：轻型、普通型和暴发型。暴发型多见于儿童，病情凶猛，如不及时抢救可于 24 小时内死亡，又分为暴发休克型和暴发脑炎型；暴发休克型突出表现为全身中毒症状，精神极度萎靡，有面色苍白，四肢冰冷，皮肤出现花纹，尿量减少，血压下降，脑脊液多澄清，细胞数略增加或正常，血培养及瘀点涂片为阳性；暴发脑炎型突出表现为剧烈头痛，烦躁不安，频繁呕吐，抽搐，迅速昏迷，最终发生脑疝，呼吸衰竭	化脓性脑膜炎	1. 血常规：白细胞总数及中性粒细胞明显增加 2. 血培养 3. 咽拭子培养 4. 瘀点涂片 5. 脑脊液检查：a. 常规：可见脑脊液外观混浊或稀米汤样，压力增高，镜检白细胞甚多，可达数亿/L；b. 生化：蛋白定性试验多为强阳性，定量在 1g/L 以上；c. 细菌学检查
婴幼儿抽搐+血钙低	1. 既往有维生素 D 缺乏史 2. 婴儿期出现无热惊厥，多为全身性抽搐，抽搐后神志清晰，无神经系统阳性体征，若伴有佝偻病症状及体征有助于鉴别 3. 较大患儿（6 个月以上的婴儿和儿童）出现手足搐搦表现，偶发喉痉挛可能	维生素 D 缺乏性手足搐搦症	1. 血清钙浓度低于 1.75~1.88mmol/L 或离子钙低于 1.0mmol/L 2. 佝偻病体征和典型 X 线表现 3. 心电图 QT 时间延长 4. 静脉注射钙剂有效可作为诊断性治疗
小儿抽搐+智能发育落后+鼠尿臭味	1. 常染色体隐性遗传 2. 出生时正常，3~6 个月出现症状，1 岁时症状明显 3. 表现以智能发育落后为主，可有行为异常、多动，甚至有肌肉痉挛或癫痫小发作，少数呈肌张力增高和腱反射亢进，呕吐和皮肤湿疹亦常见 4. 皮肤干燥，尿和汗液有鼠尿臭味	苯丙酮尿症	1. 测定外周血苯丙氨酸浓度 2. 尿三氯化铁试验和 2,4-二硝基苯肼试验

表 30-2 大脑皮质下抽搐

伴随症状	临床特点	考虑疾病	需要获取的新证据
不自主抽动＋暴发性喉音或骂人词句	1. 病多在 21 岁以前，以 2~15 岁最多见 2. 病程中存在着多种运动抽动与一种或多种发声抽动，但未必同时存在 3. 抽动具有突然快速、短暂重复、不自主、无目的、复发等特点，影响多组肌肉 4. 抽动可受意志控制短时间（数分钟至数小时），在应激下加剧，睡眠时消失 5. 抽动症状一天发作多次，病程超过 1 年，在同一年之中症状缓解不超过 2 个月 6. 排除风湿性舞蹈病等	抽动秽语综合征	神经系统检查主要表现为不自主动作，一般无其他阳性体征。半数以上患者可见到非特异性脑电图异常，主要为慢波或棘波增加
双眼睑痉挛＋面部不自主动作	1. 老年女性多见 2. 双眼睑痉挛为主要症状，睑痉挛在睡眠、讲话、唱歌、打呵欠、张口时改善，可在强光下、疲劳、紧张、行走、注视、阅读和看电视时诱发或加重 3. 伴或不伴有口下颌肌张力障碍和面部肌张力失调样不自主运动 4. 可有频繁眨眼、口下颌-面部手术或外伤、精神疾患等诱发 5. 病程长短不一，2 个月到 10 年不等	Meige 综合征	目前尚无能确诊本病的特异性检查

表 30-3 脊髓性抽搐

伴随症状	临床特点	考虑疾病	需要获取的新证据
痉挛性截瘫＋挛缩性疼痛	1. 起病年龄在 10~50 岁 2. 首发症状包括肢体麻木、无力，视力障碍，感觉障碍，痉挛性截瘫和挛缩性疼痛等 3. 有缓解与复发交替的病史，两次发作的间隔至少 1 个月，每次持续 24 小时以上；或呈缓慢进展方式而病程至少 6 个月以上	多发性硬化	1. 脑脊液检查：①75%患者 γ 球蛋白升高；②IgG 寡克隆带常在病程早期出现；③髓鞘碱性蛋白质升高提示急性发作 2. 视觉、听觉及体感诱发电位，颅脑 CT/MRI 扫描显示中枢神经系统脱髓鞘改变可协助诊断

表30-4 非中枢性抽搐

伴随症状	临床特点	考虑疾病	需要获取的新证据
眼角及口角的不自主抽动	1. 中年以后发病，女性多见 2. 病程初期多为一侧眼轮匝肌阵发性不自主的抽搐，逐渐缓慢扩展至一侧面部的其他面肌，口角肌肉的抽搐最易为人注意，严重者甚至可累及同侧的颈阔肌 3. 抽搐的程度轻重不等，为阵发性、快速、不规律的抽搐；间歇时间逐渐缩短，抽搐逐渐频繁加重 4. 可伴有同侧头痛、耳鸣	偏侧面肌痉挛	需行颅脑 CT/MRI/MRA 排除继发性肿瘤、炎症等因素的影响；肌电图检查可见肌纤维震颤

第三步：确诊疾病后治疗方案的选择

依据不同疾病原因引起的抽搐与惊厥其治疗方案不同，具体见表30-5。

表30-5 治疗方案

疾病名称	治疗方案
单纯部分运动性发作 复杂部分性发作 失神发作 肌阵挛发作 强直-阵挛发作	①控制发作：原发性全身性强直-阵挛发作、失神发作、肌阵挛发作、Lennox-Gastaut 综合征、失张力性发作首选丙戊酸盐；婴儿痉挛症首选 ACTH 或泼尼松；各种类型的部分性发作或由部分性发作继发的全面性发作卡马西平均可作为首选；②病因治疗：纠正相应的代谢紊乱和炎症等，颅内占位首先考虑手术；③手术治疗：先后用 2 种一线抗癫痫药在达到最大耐受剂量、2 年以上正规单药治疗均失败后，如再经过一次正规的联合治疗也不见效者称为难治性癫痫，可考虑手术治疗
具有中央-颞部棘波的良性儿童期癫痫	不经治疗于 16 岁前可自愈
具有枕区放电的良性儿童期癫痫	一般患者在青春期或 12 岁前自行中止发作
高热惊厥	①首选地西泮（安定）静注，控制惊厥后用苯巴比妥钠或其他药物维持；②异戊巴比妥钠或硫喷妥钠在以上止惊药物无效时使用；③降温治疗；④病因治疗
West 综合征	硝西泮、氯硝西泮、丙戊酸及个别新型抗癫痫药物能不同程度地控制发作；隐源性者早期应用 ACTH 或类固醇激素治疗效果较好
Lennox-Gastaut 综合征	①首选药物治疗，如氨己烯酸、拉莫三嗪、加巴喷丁、奥卡西平等；②手术治疗
新生儿缺血缺氧性脑病	①纠正低氧血症，保持脑灌注；②控制惊厥；③控制高颅压；④中枢神经系统兴奋药

续　表

疾病名称	治疗方案
化脓性脑膜炎	①对症支持治疗；②病原治疗：流行性脑脊髓膜炎首选青霉素、氯霉素；肺炎球菌脑膜炎首选青霉素，但剂量要大，疗程要长，至少2周，以免复发；流感杆菌脑膜炎首选氯霉素、氨苄青霉素；金黄色葡萄球菌脑膜炎首选万古霉素；其他革兰阴性杆菌选用第三代头孢菌素及半合成青霉素
抽动秽语综合征	①药物治疗（氟哌啶醇、匹莫齐特、硫必利等）；②心理治疗；③外科治疗
Meige综合征	①毒杆菌毒素（BTX）对本病有效 ②口服药物：包括抗精神病药、胆碱能受体阻滞药、多巴胺受体阻滞药、抗癫痫药等 ③手术疗法（分离型起搏器）
多发性硬化	1. 常见复发-缓解型多发性硬化急性期治疗：①皮质类固醇；②静脉注射免疫球蛋白；③血浆置换 2. 缓解期治疗：①β-干扰素；②醋酸格拉替雷
偏侧面肌痉挛	①药物治疗，如苯妥英钠或卡马西平；②注射肉毒毒素；③手术治疗（微血管减压术为目前首选根治方案）

第四步：转院指征

当出现下列情况时宜转至大中型综合医院救治：①经治疗症状无好转或加重者。②常规药物治疗无效或加重者。③经检查诊断为继发性损伤或病变有外科手术指征者。④诊断不能明确，需要进一步检查确认者。⑤患者全身情况差，不具备支持治疗条件者。

（李　琛）

31. 意识障碍

一、概述

意识是大脑高级神经中枢活动的综合表现，包括意识内容和觉醒状态两个方面。前者主要指清醒状态下对自身和环境的认知能力，后者主要指精神活动，包括语言、记忆、视觉、情感、知觉、计算等。意识障碍是指不能正确认识自身状态和（或）客观环境，不能对环境刺激做出正确反应的一种病理过程，其病理学基础是大脑皮质、丘脑和脑干网状系统的功能异常。

二、病因

在临床诊疗过程中，首先应确定是否有意识障碍，在诊断中应注意与一些特殊的精神、意识状态相鉴别。其次要确定意识障碍的程度或类型。意识内容改变为主的意识障碍多属于大脑皮层病损或抑制所致，分为谵妄和醒状昏迷两种。觉醒状态改变为主的意识障碍多为 ARAS 功能受损或抑制所致，分为嗜睡、昏睡和昏迷。意识障碍的病因繁多，诊断有时比较困难，但只要注意详询病史及仔细检查多可获得正确诊断，通常具有神经系统定位体征和（或）脑膜刺激征者多为颅内疾病引起，反之则多为颅外全身性疾病引起。

三、诊断思路

第一步：根据意识障碍的发病过程、伴发症状和既往史初步判断疾病范围

根据意识障碍的发病过程，如是否急性起病；伴发症状，如是否有发热、抽搐等；以及既往史，如是否有高血压、糖尿病等疾病；可以初步判断疾病范围（图31-1）。

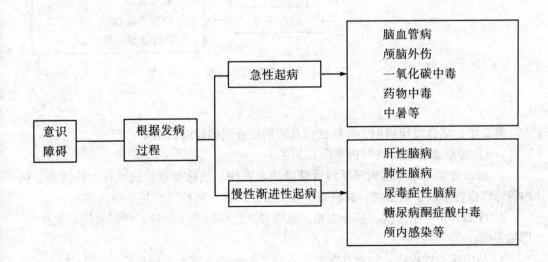

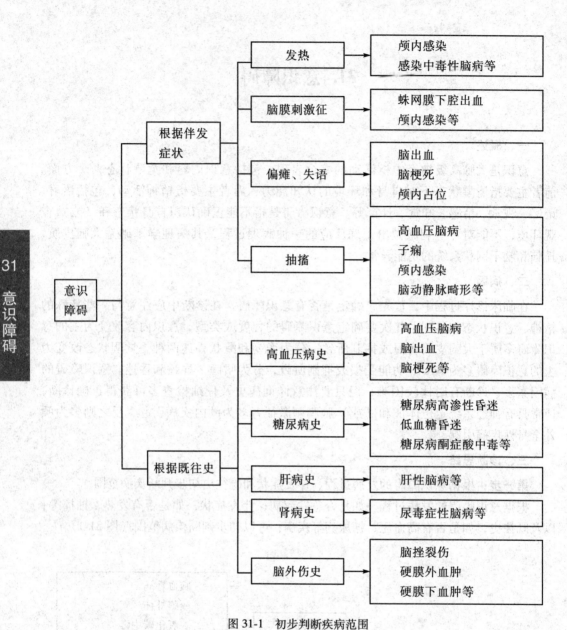

图 31-1　初步判断疾病范围

第二步：结合发作病史、伴随症状及辅助检查明确诊断，给予治疗

（一）神经系统疾病（颅内疾病）为主因

1. 脑血管病：常见疾病包括短暂性脑缺血发作、动脉血栓性脑梗死、脑梗塞、颅内静脉窦血栓形成、脑出血、蛛网膜下腔出血、高血压脑病（详见头痛内容）。

2. 颅脑外伤：脑震荡、脑挫裂伤、急性和亚急性硬膜下血肿、慢性硬膜下血肿等，详见头痛。

3. 颅内感染性疾病：依据伴随症状不同，可考虑诊断为不同疾病（表 31-1）。

表 31-1　颅内感染性疾病

伴随症状	临床特点	考虑疾病	需要获取的新证据
意识障碍+抽搐+发热+脑膜刺激征	见抽搐与惊厥内容	化脓性脑膜炎	见抽搐与惊厥内容
意识障碍+低热、盗汗+脑脊液特征改变	1. 急性或亚急性起病，可先有乏力、低热、盗汗等结核中毒症状 2. 脑膜刺激征阳性 3. 可有躁动、谵妄、抽搐、嗜睡，严重者出现昏迷	结核性脑膜炎	约半数患者皮肤结核菌素试验阳性或胸部 X 线片、肺 CT 可见活动性或陈旧性结核感染证据，脑脊液压力增高可达 400mmH$_2$O 或以上，外观无色透明或微黄，静置后可有薄膜形成；淋巴细胞显著增多，常为 $(50\sim500)\times10^6$/L；蛋白增高，通常为 $1\sim2$g/L，糖及氯化物减少，典型脑脊液改变可高度提示诊断，脑脊液抗酸染色仅少数为阳性，脑脊液培养出结核菌可确诊
意识障碍+发热+脑神经受损	1. 免疫力低下的病史或鸽子、鸡接触史 2. 发热、头痛、呕吐、脑膜刺激征阳性 3. 可有精神症状、嗜睡，严重者出现抽搐和昏迷	新型隐球菌性脑膜炎	脑脊液压力增高，外观微混或淡黄色；蛋白含量轻-中度升高；细胞数增多，多在 100×10^6/L，以淋巴细胞为主；氯化物及葡萄糖多减少；脑脊液涂片墨汁染色可直接发现隐球菌
意识障碍+发热+精神症状	1. 前驱症状可有上呼吸道感染、发热、头痛、肌痛、乏力等，体温可达 $40\sim41$℃ 2. 部分患者有口唇疱疹病史 3. 头痛、呕吐、发热、肢体瘫痪、脑膜刺激征阳性 4. 精神异常、各种类型癫痫发作、嗜睡、昏迷 5. 病程为数日至 $1\sim2$ 个月	单纯疱疹病毒性脑炎	EEG：常出现弥漫性高波幅慢波，以单侧或双侧颞、额区异常更明显脑脊液常规检查：压力正常或增高；细胞数增多，可高达 1000×10^6/L，以淋巴细胞为主，蛋白质呈轻、中度增高，糖与氯化物正常脑脊液病原学检查脑活检是诊断单纯疱疹病毒性脑炎的金标准
意识障碍+高热+后遗症	1. 流行季节发病（每年 7、8、9 月） 2. 曾在疫区有蚊虫叮咬史 3. 高热、昏迷、肢体痉挛性瘫痪、脑膜刺激征及大脑椎体束受损（肌张力增强、巴氏征阳性） 4. 烦躁、谵妄、抽搐、嗜睡、昏迷	流行性乙型脑炎	脑脊液：呈无色透明，压力仅轻度增高，白细胞计数增加，在 $(50\sim500)\times10^6$/L，个别可高达 1000×10^6/L 以上；病初 $2\sim3$ 天以中性粒细胞为主，以后则单核细胞增多；糖正常或偏高，蛋白质常轻度增高，氯化物正常颅脑 CT/MRI：可见皮质、皮质下白质和基底节异常改变血清及脑脊液乙型脑炎病毒抗体阳性

4. 其他

（1）颅内肿瘤：原发性脑肿瘤和脑转移瘤均可损伤脑组织和引起高颅压而产生意识障碍。诊断要点为：脑转移瘤的患者可有其他部位的恶性肿瘤史；可有慢性头痛、呕吐、视盘水肿、肢体瘫痪、抽搐等表现；可有精神异常、昏迷；颅脑 CT/MRI 平扫和增强可发现确诊肿瘤。治疗以手术切除为主。

（2）中枢神经系统脱髓鞘疾病，如急性播散性脑脊髓炎：是一种广泛累及中枢神经系统白质的急性脱髓鞘疾病。诊断要点为：多在感染或疫苗接种后 1~3 周发病；可有头痛、呕吐、脑膜刺激征、肢体瘫痪、视力障碍、共济失调等表现；可有精神异常、抽搐、嗜睡、昏迷；脑脊液压力正常或增高，白细胞数正常或增多，一般不超过 $250 \times 10^6/L$，蛋白轻度增高；颅脑 CT 见白质内多个片状或斑片状低密度灶，呈环形或结节状强化；颅脑 MRI 示长 T_1、长 T_2 异常信号。治疗上急性期静脉注射或滴注足量的类固醇激素类药物，还可合并应用硫唑嘌呤以尽快控制病情发展，恢复期可用脑复康、胞二磷胆碱和维生素 B 类药物。

（3）癫痫发作：可有不同程度的意识障碍，治疗上均以控制癫痫发作为主。

（二）全身性疾病（颅外疾病）为主因

1. 代谢性疾病：依据伴随症状不同，可考虑诊断为不同疾病（表31-2）。

表 31-2　代谢性疾病

伴随症状	临床特点	考虑疾病	需要获取的新证据
意识障碍+扑翼样震颤+肝功能异常	1. 有严重肝病史，有一定的诱发因素 2. 可有肝病体征：蜘蛛痣、肝掌、腹水、黄疸、脾肿大等 3. 多有诱因的存在 4. 早期表现为行为异常，淡漠或欣快；继之出现明显的精神错乱、谵妄、扑翼样震颤；后期出现嗜睡、昏迷	肝性脑病	除肝肾功能异常、黄疸升高、酶胆分离、凝血酶原活动度降低等血氨升高；血浆氨基酸失衡；神经心理、智能测试；脑电图检查等
意识障碍+扑翼样震颤+肾功能异常	1. 有慢性肾病或严重肾脏损害病史 2. 有肾功能损害表现：水肿、贫血、蛋白尿等 3. 有注意力不集中、淡漠或欣快、智力减退、谵妄、木僵或昏迷等症状 4. 对周围环境的注意及知觉障碍，是尿毒症脑病的最早及最可靠的指征 5. 可有震颤、肌阵挛、手足搐搦和癫痫发作	尿毒症性脑病	生化检查示肾功能异常，血尿素氮、肌酐明显升高；水电解质平衡紊乱 脑电图有弥漫性慢波和痫样波

伴随症状	临床特点	考虑疾病	需要获取的新证据
意识障碍+扑翼样震颤+呼吸衰竭	1. 有慢性肺部疾病病史和体征 2. 可有嗜睡、谵妄、精神错乱，部分病人可有颅高压症状、视盘水肿及运动功能障碍（扑翼样震颤、肌阵挛、癫痫发作等） 3. 昏迷时有明显发绀	肺性脑病	血气分析可见 $PaCO_2$ 增高，CO_2 结合力增高，SB 和 BE 含量增加及血 pH 值降低 脑脊液压力升高，红细胞增加 脑电图呈不同程度弥漫性慢性波性异常，且可有阵发性变化
意识障碍+烂苹果味	1. Ⅰ型糖尿病发病急骤者；Ⅱ型糖尿病并急性感染或处于严重应激状态者 2. 较重的 DKA 可有以下临床表现：糖尿病加重症状和胃肠道症状；呼吸深快，可有烂苹果味；脱水和（或）休克症状；意识障碍等	糖尿病酮症酸中毒	尿糖、尿酮阳性；血糖增高（多在 16.7~33.3mmol/L）；血酮定性强阳性；血白细胞增高（感染或脱水）；BUN 增高，二氧化碳结合力、pH 下降，电解质紊乱
意识障碍+垂体激素水平降低	1. 有垂体功能减退的病史和表现，如黏液水肿、皮肤脱色、体毛脱失、性器官萎缩等 2. 昏迷前可有嗜睡和精神异常，肿瘤引起者可有视野缺损和头痛、呕吐 3. 血压和体温偏低	垂体危象	实验室检查示垂体激素水平低下，血糖和血钠偏低，血钾偏高
意识障碍+甲亢	1. 有甲状腺功能亢进病史和诱因 2. 高热、心动过速、心衰、休克、呕吐、腹泻、黄疸 3. 谵妄、嗜睡，严重时昏迷	甲状腺危象	ECG：示心动过速 血中 T_3、T_4 明显升高，TSH 降低
意识障碍+肾上腺功能不全	1. 有肾上腺功能不全或其他内分泌疾病、败血症、长期应用大量肾上腺皮质激素而突然停药等诱因 2. 可先有恶心、呕吐、腹泻、发热，可有血压下降、休克表现 3. 可有精神异常、嗜睡，严重时昏迷	肾上腺危象	实验室检查：白细胞总数增高；中性多核细胞增多；血红蛋白增高；高血钾、低血钠、低血糖、血尿素氮轻度增高；轻度酸中毒以及血皮质醇总量降低

2. 中毒性脑病：包括感染中毒性脑病和毒物中毒性脑病。前者的特点为多有感染灶，有畏寒、发热、白细胞计数明显升高、伴核左移及中毒颗粒等感染征象，昏迷前有躁动、谵妄、惊厥等表现，昏迷时可有脏器功能衰竭表现及脑干功能受损表现，血培养可发现致病菌。后者的特点为有某种毒物摄入或毒气吸入史，如农药、鼠药、镇静安眠药、一氧化碳、毒品等，昏迷时伴有某种气味（如有机磷农药有大蒜味）、低血

压、呼吸困难或呼吸浅慢、双侧瞳孔缩小等，胃液中或血、尿中检出毒物或其代谢产物。治疗原则均为积极治疗原发病，辅以对症和支持治疗。

3. 其他

（1）高原病：是指在海拔 4000 米以上高原不能适应低氧环境而产生的疾病，也称高山病。诊断要点为：多见于初次进入高原者，进入高原后发病；有高原反应如头痛、头晕、恶心、呕吐、心悸、气短等；可有烦躁不安、嗜睡、抽搐，甚至昏迷。治疗上对重危病人就地抢救，给予高流量吸氧或面罩给氧，再将病人由高原转往海拔低的地区治疗，慢性高原病患者如病情许可，应逐步锻炼。

（2）放射性脑病：是由于电离辐射作用于脑组织而产生的神经精神综合征，多由工业事故和放射治疗引起。诊断要点为：脑组织在照射范围内；急性放射性脑病在照射后数天发病，出现呕吐、烦躁、震颤、抽搐、昏迷；慢性放射性脑病在照射后 1~5 年逐渐出现症状，表现为智力减退、幻觉、抽搐、发作性昏迷，还可伴有颅高压症状；颅脑 CT/MRI 可见广泛白质水肿和占位效应。治疗上可应用高压氧，再配合激素、神经保护剂治疗。

（3）减压病：是人体周围环境的气压急剧降低而引起的临床综合征，常见于潜水员和飞行员等从事特殊工作的群体。诊断要点为：有在高压环境停留或迅速进入高空的病史；有脑栓塞的症状如肢体瘫痪、共济失调、失语、抽搐、嗜睡、昏迷；可有眼震、复视、失明、听力下降、四肢肌肉和关节疼痛，严重时可导致四肢及躯干蜷屈（屈肢症）。治疗上以高压舱中再加压治疗和辅助药物治疗为主。

第三步：确诊疾病后治疗方案的选择

依据不同疾病原因引起的意识障碍治疗方案不同，具体见表 31-3。

表 31-3　治疗方案

疾病名称	治疗方案
结核性脑膜炎	①抗结核治疗（至少选择三种药物联合治疗，常用异烟肼、利福平和吡嗪酰胺）；②皮质类固醇；③药物鞘内注射；④降颅压治疗
新型隐球菌性脑膜炎	一经确诊，需立即抗真菌治疗：①两性霉素 B；②氟康唑；③5-氟胞嘧啶
单纯疱疹病毒性脑炎	①抗病毒药物治疗（阿昔洛韦、更昔洛韦）；②免疫治疗（干扰素、转移因子）；③肾上腺皮质激素；④抗菌治疗；⑤对症支持治疗
流行性乙型脑炎	①一般治疗：注意饮食和营养，供应足够水分；②对症治疗；③肾上腺皮质激素；④早期可用广谱抗病毒药物
肝性脑病	①确认并去除诱因；②减少或拮抗氨及其他有害物质，改善脑细胞功能；③营养支持；④肝移植手术
尿毒症性脑病	①透析治疗；②对症治疗；③支持治疗；④肾移植治疗
肺性脑病	①治疗原发病；②控制呼吸道感染，合理应用抗生素；③对症处理，改善呼吸功能、缺氧及二氧化碳潴留状况，纠正酸碱平衡紊乱

疾病名称	治疗方案
糖尿病酮症酸中毒	①胰岛素治疗；②补液治疗；③纠正电解质紊乱；④纠正酸中毒；⑤其他对症治疗
垂体危象	抢救低血糖；解除急性肾上腺功能减退危象；有循环衰竭者按休克原则治疗；有感染败血症者积极抗感染治疗；有水中毒者加强利尿；可给予泼尼松或氢化可的松
甲状腺危象	①首选丙基硫氧嘧啶抑制甲状腺素合成；②抗甲状腺药；③肾上腺素能阻滞药；④氢化可的松
肾上腺危象	①补充糖皮质激素；②补充盐皮质激素；③纠正脱水和电解质紊乱；④预防和治疗低血糖；⑤处理诱因

第四步：转院指征

当出现下列情况时宜转至大中型综合医院救治：①经治疗症状无好转或加重者。②颅内肿瘤或血肿、梗塞病情进展迅速者。③急症患者经检查诊断有外科手术指征者。④无法确诊，需进一步明确诊断者。⑤患者全身情况差，不具备支持治疗条件者。⑥代谢性疾病晚期需行移植手术者。

（李　琛）

32. 皮　疹

一、概述

皮肤病的症状和体征是对各种皮肤性病进行诊断和鉴别诊断的主要依据，也是反映病情的重要指标。

症状是患者主观感受到的不适感或其他影响生活质量的感觉，包括瘙痒、疼痛、烧灼感、麻木等，也包括畏寒、发热、乏力、食欲不振和关节痛等全身症状，其与皮肤性病的种类、严重程度和个体差异有关。

体征指可用视觉或触觉检查出来的客观病变，其中皮肤损害（简称皮损，俗称皮疹）是皮肤性病的重要体征，也是对疾病诊断和鉴别诊断的重要依据。体征是学习皮肤病学的基础，较多且比较复杂，加之皮肤性病科专业性强多数需要专科医生才能协助诊断。

二、病因

皮疹的病因相当复杂，任何因素都可以造成皮疹的出现，其中包括很多正常解剖的皮疹，例如外阴部位往往出现色素沉着、龟头的珍珠疹等，往往对于疾病的诊断没有任何意义。一个病因可以表现出各种不同的皮疹，而一种皮疹亦可以表现出不同的病因，皮疹与病因的关系非常复杂，需要皮肤科医生依据专业知识加以判断。

三、诊断思路

第一步：根据皮疹的分布及伴随症状初步判断疾病类别（图 32-1）

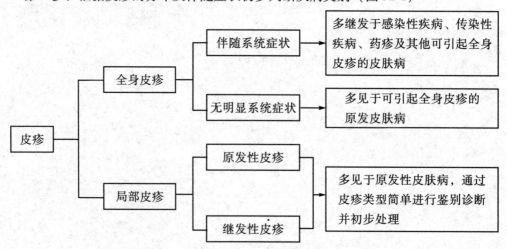

图 32-1　皮疹的临床诊治流程（根据皮疹的分布及伴随症状）

第二步：根据皮疹类型、出疹顺序及皮疹类型进一步缩小疾病范围

1. 全身皮疹伴随系统症状：多为感染性疾病、传染性疾病，如处理不当极可能造成易感人群之间暴发流行，故在临床中对此类病人需保持警惕。一切传染病确诊或者疑似病例，对于有能力的医院应及时隔离治疗，对于不具备条件的诊疗机构应及时转诊到有传染病诊疗资格的医疗机构，同时依照国家传染病防治法及时填写上报（表32-1）。

表 32-1　全身皮疹伴随系统症状的相关疾病

伴随症状	临床特点	考虑疾病	需获取的新证据
主要症状为发热，可伴随恶心、倦怠、头痛、关节痛、咳嗽、咳痰等系统症状	1. 发热 3~4 天出疹 2. 发疹顺序始于耳后发际，渐延及前额、面颈及躯干四肢，最后手足心，3~4 天出全 3. 疹形为斑、丘疹 4. 口腔黏膜可见柯氏斑 5. 伴随呼吸道卡他症状，结膜充血	麻疹	1. 血象提示：白细胞总数正常或减少，淋巴细胞相对增多 2. 特异性血清学检查
	1. 发热 1 天出疹 2. 出疹顺序始于面颈部，很快布满躯干四肢，皮疹偶可消退，但很快反复出现 3. 伴枕后、颈后、耳后浅表淋巴结肿大 4. 疹形为细小稀疏的淡红色斑丘疹	风疹	1. 血象提示：白细胞总数正常或减少，淋巴细胞相对增多 2. 特异性血清学检查
	1. 发热 1 天出疹 2. 出疹顺序自颈部和上胸部，1 天可蔓延全身 3. 疹形为弥漫性细小密集的红斑疹 4. 伴咽痛、草莓舌、口周苍白圈	猩红热	血象提示：白细胞总数及中性粒细胞正常或增加
	1. 发热 1 天 2. 全身出疹，出疹此起彼伏，同一时期可有红斑、丘疹、水疱、干涸疱壁、糜烂、结痂等皮疹 3. 头皮、面部亦可见皮疹 4. 疹形为淡红斑基础上，稍厚壁大水疱	水痘	隔离观察，积极处理并发症
	1. 多见于 6 个月至 1 岁婴儿 2. 热退疹出 3. 24 小时内皮疹出满全身，48 小时消失内完全消退 4. 皮疹为淡红色斑、丘疹	幼儿急诊	观察
	1. 发热 1~2 天 2. 多见于 5 岁以下婴幼儿 3. 皮疹量少，且多分布手足掌跖面、口腔黏膜、肛周 4. 疹形为淡红斑基础上薄壁小水疱，疱液清；口腔可见小溃疡	手足口病	隔离观察

32
皮
疹

2. 全身皮疹无特征性系统伴随症状：本节列举出的疾病多见于皮肤科原发疾病，病程多慢性，系统症状无特征性变化，在除外传染性、感染性疾病的前提下可以考虑以下常见疾病（表32-2）。

表32-2 全身皮疹不伴特征性症状的相关疾病

伴随症状	临床特点	考虑疾病	需获取的新证据
主要症状为不同程度的瘙痒，伴随或不伴随发热、恶心、倦怠、头痛、关节痛、咳嗽、咳痰等系统症状	1. 有明确的用药史 2. 有一定的潜伏期 3. 初次用药7~10天发病，必要时追溯到起疹20天前 4. 再次用药数小时或1~2天发病 5. 皮疹起病突然，泛发全身 6. 除固定性药疹外，其余皮疹多为全身对称的红斑、丘疹，瘙痒剧烈	药物性皮炎又称药疹	目前尚无可靠的实验室检查手段，可考虑进行诊断性治疗，更换起皮疹前可能过敏的药物，给予抗炎、抗过敏治疗。如治疗有效则支持药疹的诊断
	1. 全身大片的红斑、风团 2. 严重时可伴呼吸困难、关节肿痛、腹痛、发热、心悸等不适 3. 瘙痒剧烈，皮肤划痕征阳性	荨麻疹	目前尚无可靠的实验室检查手段，可考虑进行诊断性治疗，给予抗炎、抗过敏治疗。如治疗有效则支持荨麻疹的诊断
	1. 起病突然，伴高热、头痛、乏力等症状 2. 全身广泛分布的水肿性红斑，伴水疱、瘀斑等，可见虹膜现象 3. 累计广泛黏膜组织，可见大片糜烂、坏死	多形红斑	鉴别诊断及治疗均有一定难度，转诊上级医院
	1. 病史慢性 2. 周身可见散在红斑基础上成层银白色鳞屑，或脓疱	银屑病，又称牛皮癣	病情平稳后转诊专科医院治疗

3. 局部皮疹：多见于皮肤科的原发性疾病，皮疹可为局部亦可发展至全身，对于疾病的鉴别首先应对皮疹的鉴别有大体的认识。原发性皮损：由皮肤病的组织病理变化直接产生的皮肤损害（表32-3）。

表 32-3　局部皮疹的相关疾病

伴随症状	临床特点	考虑疾病	需获取的新证据
斑疹、斑片	皮肤黏膜局限性颜色改变，皮损与周围皮肤平齐，直径 < 2cm 称为斑疹，>2cm 称为斑片	白癜风、黄褐斑、雀斑、丹毒等	1. 感染性疾病血常规可表现为白细胞总数和中性粒细胞比例增高 2. Wood 灯对皮疹照射后呈现不同的表现：如白癜风为瓷白色、亮白色；雀斑的颜色反差会加大等
斑块	隆起性，浅表性皮损，直径>1cm，多为丘疹扩大或融合而成	银屑病等	可用刮匙轻刮皮疹，观察有无薄膜现象、蜡滴现象及点状出血，以此来判断是否为银屑病
丘疹	局限性、充实性、浅表性皮损，隆起于皮面，<1cm	扁平疣、寻常疣、色素痣等	需就诊于专科医院进行物理治疗
风团	暂时性、隆起性皮损，由真皮乳头层血管扩张、血浆渗出所致	荨麻疹、荨麻疹型血管炎等	1. 皮肤划痕征阳性，常提示荨麻疹 2. 荨麻疹性血管炎可伴随免疫球蛋白+补体 C3、C4 降低
水疱、大疱	高出皮面，内含液体的局限性、腔隙性皮损 <1cm，>1cm 称为大疱	白痱、天疱疮等	1. 白痱病史短，起病急；天疱疮病史长期慢性 2. 白痱尼氏征检查阴性，天疱疮阳性 3. 皮肤病理活检、免疫荧光检查可鉴别诊断
脓疱	高出皮面，内含脓液的局限性、腔隙性皮损	脓疱疮、毛囊炎、脓疱型银屑病等	积极询问病史，并检查血常规、脓液细菌培养观察有无感染
结节	局限性、实质性、深在性皮损，触之有一定硬度	结节性红斑、结节性黄色瘤等	就诊于专科医院皮肤病理检查
囊肿	含有液体、半固体或细胞成分的囊性皮损，有弹性	皮脂腺囊肿、皮样囊肿等	手术切除+病理活检

4. 继发性皮损：由原发性皮损自然演变而成，或因搔抓、治疗不当引起（表 32-4）。

32
皮
疹

表 32-4 继发性皮损的相关疾病

伴随症状	临床特点	考虑疾病	需获取的新证据
糜烂	局限性表皮或黏膜上层缺损形成的湿润创面，常由水疱、脓疱破裂所致	天疱疮、湿疹等	由于继发性皮损为原发性皮损自然演变而成，或因搔抓、治疗不当引起，故对于继发性皮损的处理应该首先积极询问病史，找出原发皮疹类型，其次根据原发皮疹的类型诊断出相应的原发疾病，继而针对病因治疗。必要时就诊专科医院处理
溃疡	局限性皮肤或黏膜缺损形成的创面，愈合后留有瘢痕	感染、放射性损伤等	
鳞屑	已经脱落或即将脱落的角质层细胞	银屑病、红皮病、花斑癣等	
浸渍	皮肤角质层含水量增多导致的表皮强度减弱	足癣、间擦皮炎等	
裂隙	为线状的皮肤裂口，好发于掌跖、指趾、口角	胼胝、口角炎、湿疹等	
瘢痕	真皮或深部组织缺损或破坏后，由新生结缔组织增生修复而成，皮肤光滑无弹性，无皮纹和毛发	瘢痕疙瘩等	
萎缩	表皮细胞数目减少，或真皮的结缔组织减少形成	慢性硬化性萎缩性苔藓等	
痂	由渗液、脱落组织、药物等混合干涸后形成	渗出性疾病，有血痂、浆痂等	
抓痕	由搔抓或摩擦引起	荨麻疹、湿疹等瘙痒性皮肤病	
苔藓样变	即皮肤局限性粗糙增厚，表现为皮嵴隆起、皮沟加深、皮损界限清楚	由长期慢性搔抓引起，如慢性湿疹、慢性单纯性苔藓等	

第三步：确诊疾病后诊疗方案的选择（表 32-5）

表 32-5 治疗方案

疾病名称	治疗方案
传染性疾病，如麻疹、风疹、水痘、猩红热、手足口病等	及时隔离治疗，对于不具备条件的诊疗机构应马上转诊到有传染病诊疗资格的医疗机构，同时依照国家传染病防治法及时填写上报
感染性疾病，如丹毒、蜂窝织炎、带状疱疹等，或因感染因素引起的皮肤病，如：荨麻疹、多形红斑、结节性红斑等	抗感染治疗的同时给予抗过敏治疗

疾病名称	治疗方案
过敏性疾病，如荨麻疹、药疹、湿疹、接触性皮炎等	予以系统抗过敏治疗，如抗组胺药物、糖皮质激素等；局部抗炎药物外用治疗，如糠酸莫米松乳膏、卤米松乳膏等
真菌性疾病，如体股癣、足癣、手癣、花斑癣等	首选局部抗真菌治疗，如曲安奈德益康唑乳膏、酮康唑乳膏等，局部外用药控制不佳，可考虑系统抗真菌治疗，如氟康唑胶囊、伊曲康唑胶囊、盐酸特比萘芬片等
需物理手段去除的皮肤病，如传染性软疣、寻常疣、尖锐湿疣、皮脂腺囊肿、纤维瘤等	随诊于专科门诊激光、冷冻或手术治疗

第四步：转院指征

皮肤科疾病种类庞杂，皮疹表现更是千变万化，其专业性强多需专科医生才能诊断治疗。部分局部皮肤病不伴随系统症状，皮疹量少的皮肤病存在自愈倾向，且短时间内无致命的不良后果，可建议其系统疾病稳定后就诊于专科医院处理；对于任何皮疹发展迅速、受累皮肤、黏膜范围广、系统症状严重的皮肤病均应及时转入大中型综合医院或请专科医生协助处理，以避免不可挽回的局面。

（王　卿）

32
皮
疹

33. 贫　血

一、概述

贫血（anemia）是指人体外周血红细胞容量减少，低于正常范围下限的一种常见的临床症状。由于红细胞容量测定较复杂，临床上常以血红蛋白（Hb）浓度来代替。我国血液病学家认为在我国海平面地区，成年男性 Hb<120g/L，成年女性（非妊娠）Hb<110g/L，孕妇 Hb<100g/L 就有贫血。

二、贫血分类（图33-1）

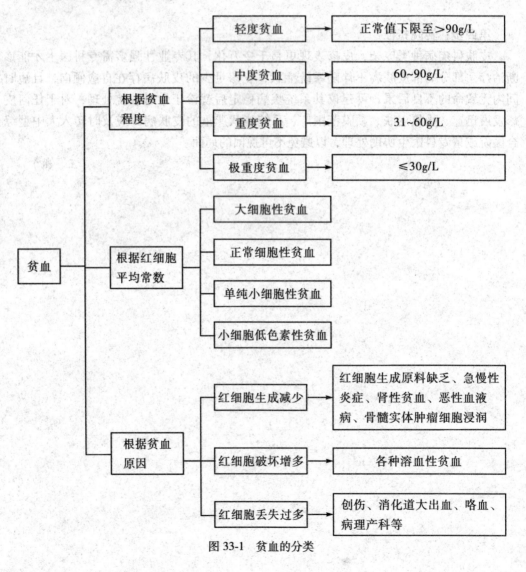

图 33-1　贫血的分类

三、诊断思路

第一步：针对贫血本身问诊，初步判断疾病的类别

询问病史有无明确急慢性失血病史，有无挑食、厌食导致造血要素缺乏病史，有无皮肤黄染、尿色加深等溶血可能，有无特殊用药史，有无家族史等。

第二步：结合贫血伴随症状判断疾病类别，给予治疗

1. 单纯贫血不伴白细胞及血小板异常（表33-1）

表33-1　单纯贫血

伴随症状	临床特点	考虑疾病	需要获取的新证据
贫血伴挑食、厌食；慢性失血（如月经增多、慢性消化系统出血、痔疮出血）；消化系统疾病	1. 贫血常见症状：乏力、头晕、心悸、活动后气短等 2. 特殊表现：口角炎、舌炎、反甲、异食等	缺铁性贫血	1. 积极询问病史，有无缺铁诱因 2. 血常规为小细胞低色素贫血 3. 可行铁代谢指标检查
贫血伴消化系统疾病及神经系统症状	1. 贫血常见症状 2. 胃肠道症状：反复发作舌炎、味觉消失 3. 神经系统症状：手足对称性麻木、感觉障碍、下肢步态不稳等	巨幼细胞贫血	1. 积极询问病史 2. 血常规为大细胞正色素性贫血 3. 行血清叶酸、维生素水平测定
自幼发病贫血伴黄疸及脾大	1. 自幼贫血 2. 皮肤黄染 3. 反复发作胆囊炎 4. 脾大	遗传性球形红细胞增多症	1. 血常规、网织红细胞计数 2. 肝功能 3. 红细胞脆性试验
贫血伴黄疸	1. 贫血症状 2. 皮肤黄染 3. 小便颜色加深 4. 可有感染、自身免疫性疾病、恶性肿瘤、理化接触史等诱因	免疫性溶血性贫血	1. 血常规、网织红细胞计数 2. 肝功能 3. Coombs 试验、冷凝激素试验
贫血伴慢性病（如肾病、感染、肿瘤等）	1. 贫血常见症状 2. 慢性病表现	慢性病贫血	1. 血常规 2. 铁代谢指标检测 3. 血清 EPO 水平检查

2. 贫血伴白细胞、血小板异常：贫血伴有白细胞和血小板的数量异常、胸骨压痛、无痛性淋巴结肿大、肝脾肿大考虑为血液系统疾病（表33-2）。

表 33-2 贫血伴白细胞、血小板异常

伴随症状	临床特点	考虑疾病	需要获取新证据
贫血伴挑食、厌食、消化系统疾病、慢性失血（如月经增多、肛周出血），伴白细胞下降及血小板数量异常等	临床除了有贫血一般表现：如乏力、倦怠、头晕、头痛、活动后气短等，还有出血症状：如鼻出血、牙龈出血；有胃部手术病史、挑食等病史	营养性贫血	行血常规，行骨穿加活检
贫血、血小板减少伴黄疸	贫血一般表现及出血表现，同时伴有皮肤黄染、小便颜色加深、腰痛；部分患者有诱因存在：如感染、恶性肿瘤、妊娠、自身免疫性疾病等	EVANS 综合征	行血常规、网织红细胞计数、Coombs 试验、尿常规、肝功能、骨髓穿刺等
贫血伴白细胞及血小板减少，不伴肝脾肿大	1. 可有贫血一般表现：如乏力、活动后心悸、气短、倦怠等 2. 血小板低可有出血表现：如皮肤黏膜出血、鼻出血、牙龈出血、黑便、咯血、肉眼血尿 3. 白细胞减少可有感染表现	再生障碍性贫血 骨髓增生异常综合征 急性白血病（急性早幼粒细胞）白血病	行血常规、网织红细胞计数、骨髓穿刺、骨髓活检等以明确诊断
贫血、血小板减少、白细胞减少伴脾肿大	1. 可有贫血一般表现：如乏力、活动后心悸、气短、倦怠等 2. 血小板低可有出血表现：如皮肤黏膜出血、鼻出血、牙龈出血、黑便、咯血、肉眼血尿 3. 白细胞减少可有感染表现 4. 可有相关的压迫症状：进食差、呼吸困难 5. 可伴有原发病的临床表现，既往病毒性肝炎病史	继发性脾功能亢进 原发性脾功能亢进	肝炎相关筛查 腹部超声 骨穿+活检
贫血、白血病增多、血小板增高或正常，伴肝脾肿大	1. 一般状状：乏力、易疲劳、低热、食欲减退、腹部不适、多汗、盗汗、体重减轻 2. 肝脾肿大，发生脾周围炎可有脾区触痛，伴有脾梗死时出现剧烈腹痛并放射至左肩 3. 可伴有胸骨中下段压痛 4. 可出现不明原因的发热、骨痛、肝脾进行性肿大、髓外器官浸润	慢性骨髓增殖性肿瘤（慢性粒细胞白血病）	骨穿+活检 细胞遗传学和分子生物学检查 血生化检查

33
贫
血

伴随症状	临床特点	考虑疾病	需要获取新证据
贫血、白细胞增多、血小板降低伴骨痛	1. 贫血、发热、出血 2. 胸骨下端局部压痛	急性白血病	血常规+白细胞人工分类 凝血常规 骨穿+活检 细胞化学、细胞遗传学及分子生物学 血液生化检查
贫血、白细胞正常或轻度增加，伴无痛性淋巴结进行性肿大	1. 发热、盗汗、消瘦（6个月内体重减轻 10% 以上）、皮肤瘙痒、乏力 2. 淋巴结进行性无痛性肿大 3. 淋巴结外受累	淋巴瘤	骨穿+活检 血沉 血生化 影像学检查 淋巴结病理
贫血伴骨骼疼痛或溶骨性骨质破坏	1. 骨质破坏，骨痛是最常见的早期症状，还可发生病理性骨折 2. 轻中度贫血	浆细胞疾病	行骨穿、免疫固定电泳等明确

第三步：确诊疾病后治疗方案的选择（表 33-3）

表 33-3 治疗方案

疾病名称	治疗方案
缺铁性贫血	1. 去除诱因（如慢性失血） 2. 改善膳食结构 3. 规律补充造血要素
巨幼细胞性贫血	1. 了解消化系统情况 2. 改善膳食结构 3. 规律补充造血要素
遗传性球形红细胞增多症	脾切除
自身免疫性溶血性贫血	1. 如有诱因积极去除诱因 2. 给予糖皮质激素治疗 3. 对症支持治疗
慢性病贫血	1. 积极治疗慢性病 2. 可补充 EPO 治疗
再生障碍性贫血	1. 积极输注血制品以纠正贫血、预防出血 2. 异基因造血干细胞治疗 3. 免疫抑制治疗 4. 对症抗感染、止血支持治疗

33
贫
血

续　表

疾病名称	治疗方案
骨髓增生异常综合征	1. 根据预后评估给予刺激造血、去甲基化及细胞毒性化疗 2. 对症输血制品支持、抗感染、止血治疗
急性白血病	1. 对症输血制品支持、抗感染、止血治疗 2. 明确诊断后给予治疗
多发性骨髓瘤	1. 可输注血制品支持、保护肾功能、镇痛、改善骨质破坏等对症支持治疗 2. 选择方案治疗
脾功能亢进	1. 积极祛除继发因素 2. 必要时行脾切除

第四步：转院指征

重度贫血，无明确出血史，或伴有白细胞、血小板异常的均需要转入上级医院以明确有无血液系统疾病。

（聂子元）

33
贫
血

34. 全血细胞减少

一、概述

全血细胞减少是白细胞、血红蛋白、血小板均低于正常值下限，从而产生如感染、贫血、出血等临床症状。全血细胞减少可由骨髓造血功能异常所引起，亦可由其他系统疾病，如免疫风湿疾病、消化系统疾病、病理产科等累及血液系统（图34-1）。

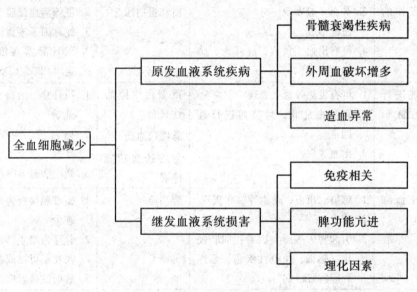

图 34-1　全血细胞减少分类

二、病因

全血细胞减少诊断并不复杂，医生通过仔细询问病史、用药史以及参考血常规检查便可做出判断。但引起全血细胞减少的病因相对较多，除涉及如消化系统、免疫系统等多发病，还涉及很多少见病、罕见病。因此查明病因才能给予可行性的治疗。

三、诊断思路

第一步：根据全血细胞减少本身询问病史，并给予相应的对症处理

1. 有无白细胞减少相关的感染。

2. 有无贫血相关的头晕、心悸、乏力、黑蒙等。

3. 有无血小板减少相关的出血。

第二步：全血细胞减少的分类

1. 原发血液系统疾病（表 34-1）

表 34-1　原发血液系统疾病

伴随症状	临床特点	考虑疾病	需要获取证据
全血细胞减少伴消化系统疾病、神经症状	1. 贫血的表现：乏力、倦怠、活动后心悸等 2. 可有出血、感染表现 3. 消化系统疾病病史 4. 神经系统改变：双足麻木等 5. 反复发作舌炎	巨幼细胞性贫血	1. 血常规显示为大细胞性贫血 2. 行骨穿可见粒红系巨样变 3. 血清维生素 B_{12} 和（或）叶酸下降
全血细胞减少伴反复发作的尿色加深	1. 发作浓茶或酱油色尿 2. 贫血一般表现 3. 血栓形成 4. 可有出血、黄疸、肝脾大、感染等表现	阵发性睡眠性血红蛋白尿	1. 酸化血清溶血试验 2. 蔗糖溶血试验 3. 蛇毒因子溶血试验 4. PNH 异常血细胞等测定（CD55/CD59）
短期出现进行性全血细胞减少	1. 可有发热等感染表现 2. 有贫血症状，且贫血进行性加重 3. 出血表现	重型再生障碍性贫血 急性白血病 急性造血功能停滞	1. 行骨穿、活检、流式细胞学 2. 血常规、网织红细胞计数 3. 微小病毒 B19 检查
脾大伴全血细胞减少	1. 感染、出血、贫血等临床表现 2. 脾大 3. 引起脾大等继发因素：如肝硬化、感染、免疫性疾病、恶性肿瘤脾脏浸润	脾功能亢进	1. 血常规检查为全血细胞减少 2. 骨穿为增生活跃、巨核及粒系可见成熟受阻 3. 放射性核素检查
长期发热、肝功能损伤伴全血细胞进行性减少	1. 长期发热 2. 进行性肝脾淋巴结肿大 3. 肝肾功能衰竭 4. 全血细胞减少表现：如贫血、出血 5. 皮肤损害 6. 浆膜腔积液	恶性组织细胞病	骨髓象及骨髓病理检查
缓慢进展、长期全血细胞减少	1. 长期贫血 2. 反复易感性 3. 可有出血临床表现	骨髓增生异常综合征 慢性再生障碍性贫血	1. 血常规、网织红细胞计数 2. 骨髓涂片、病理、染色体 3. 病毒、肝炎筛查除外继发因素

全血细胞减少

2. 其他疾病继发全血细胞减少（表34-2）

表34-2　其他疾病继发全血细胞减少

伴随症状	临床特点	考虑疾病	需要获取证据
免疫风湿性疾病伴全血细胞减少	1. 可有免疫风湿疾病的一般表现，如发热、关节肌肉疼痛、皮疹、口干眼干、晨僵等 2. 有感染、贫血、出血等血细胞减少临床表现	免疫风湿性疾病继发血液系统损害	1. 对免疫风湿明确诊断 2. 行血常规、网织红细胞技术、Coombs 试验、冷凝集素试验 3. 行骨髓象、骨髓病理
肝病伴全血细胞减少	1. 可有消化系统表现：腹胀、呕血、黄疸 2. 全血细胞减少表现：贫血、感染、出血	继发脾功能亢进	1. 了解消化系统情况 2. 行骨穿骨髓增生活跃，有巨核、粒系成熟受阻 3. 可行血清叶酸、维生素检查
感染伴全血细胞减少	1. 可有感染一般表现：发热、肝脾淋巴结肿大等表现 2. 可有贫血、出血等表现 3. 可出现肝肾功能损害	肝炎病毒或其他病毒感染后再生障碍性贫血	1. 血常规、网织红细胞计数 2. 肝炎病毒、EB 病毒、微小病毒 B19 等病毒检查 3. 骨髓象及骨髓病理
		感染相关噬血细胞综合征	1. 骨髓象 2. 行血清铁蛋白、血脂、纤维蛋白原 3. 可溶性 CD25、NK 细胞活性
特殊用药、发射性物质接触后伴全血细胞减少	全血细胞减少一般表现：如感染、贫血、发热	药物相关（理化因素相关）全血细胞减少	1. 明确特殊用药史，停药及停止特殊接触 2. 行骨髓象检查
恶性肿瘤伴全血细胞减少	可有贫血、感染、出血表现	骨髓转移癌	行骨髓象及骨髓病理见转移癌细胞

第三步： 确诊疾病后治疗方案选择（表34-3）

表34-3　治疗方案

疾病名称	治疗方案
巨幼细胞性贫血	1. 了解消化系统情况 2. 改善膳食结构 3. 规律补充造血要素

续 表

疾病名称	治疗方案
再生障碍性贫血	1. 积极输注血制品以纠正贫血、预防出血 2. 异基因造血干细胞治疗 3. 免疫抑制治疗 4. 对症抗感染、止血支持治疗
骨髓增生异常综合征	1. 根据预后评估给予刺激造血、去甲基化及细胞毒性化疗 2. 对症输血制品支持、抗感染、止血治疗
急性白血病	1. 对症输血制品支持、抗感染、止血治疗 2. 明确诊断后给予治疗
阵发性睡眠性血红蛋白尿	1. 减轻溶血：糖皮质激素治疗 2. 贫血治疗 3. 血栓栓塞治疗 4. 对症
继发全血细胞减少	1. 积极治疗原发病 2. 积极抗感染、纠正贫血、预防出血

对于有重度贫血、严重出血倾向的患者，可积极输注红细胞及血小板以支持治疗；对未明确诊断的患者，重组人粒细胞刺激因子提升白细胞要谨慎。如有感染，应根据感染类型及中性粒细胞计数来给予相应强度的抗感染治疗。

第四步：转诊指征

如发现全血细胞减少，在无明确出血倾向时，应立即转入上级医院进一步诊断及治疗。

（聂子元）

35. 耳聋、耳鸣

一、概述

耳鸣是耳科临床最常见的病症之一，指在没有外界声源、电刺激条件下，人耳主观上感受到的声音，这其中不包括对声音的幻觉或错觉。耳鸣是发生于听觉系统的一种错觉，为一种症状而非一种疾病。有些人常感到耳朵里有一些特殊的声音，如嗡嗡、嘶嘶或尖锐的哨声等，但周围却找不到相应的声源，这种情况即为耳鸣。临床将听力下降称为耳聋。根据听力下降的程度可将耳聋分为以下几级：平均听阈<25dB 为正常；25~40dB 为轻度聋；41~55dB 为中度聋；56~70dB 为中重度聋；71~90dB 为重度聋；>90dB 为极度聋。

二、病因

造成耳聋、耳鸣的原因很多，遗传、肿瘤、感染、外伤、药物应用不当、免疫性疾病、某些化学物质中毒等都能导致耳聋（图 35-1）。

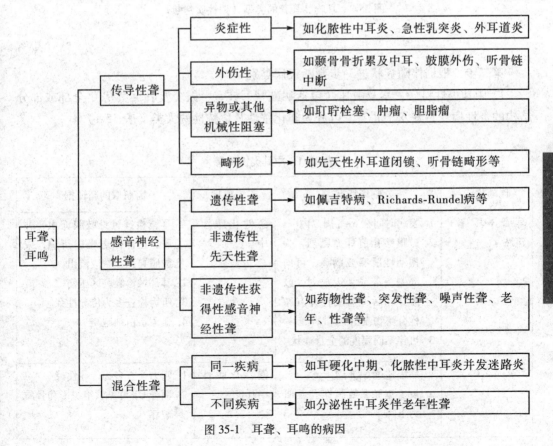

图 35-1　耳聋、耳鸣的病因

三、诊断思路

发病年龄、部位、性质、发病时间、伴随症状等对耳聋的诊断都至关重要。在临床诊疗过程中，应在系统收集患者病史、个人史、家族史的基础上，进行临床全面体检与听力学检查，必要的影像学、血液学、免疫学、遗传学等实验室检查，尽快明确病因和类型，一旦发现肿瘤，或病变波及颅内出现神经系统症状，或病人一般情况差等应及时转诊上级医院。耳聋诊断的具体临床思路如下：

第一步：根据耳聋的发生部位和性质判断疾病类别（图 35-2）

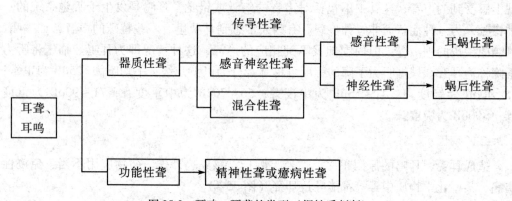

图 35-2　耳鸣、耳聋的类型（据性质判断）

第二步：根据伴随症状进一步判断疾病类别

1. 中耳炎性疾病：累及中耳（包括咽鼓管、鼓室、鼓窦及乳突气房）全部或部分结构的炎性病变，好发于儿童。可分为非化脓性及化脓性两大类（表 35-1）。

表 35-1　中耳炎性疾病

伴随症状	临床特点	考虑疾病	需获取的新证据
耳聋 + 耳痛 + 流脓	1. 发病时间在 6~8 周以内 2. 鼓膜穿孔前耳痛剧烈，为搏动性跳痛或刺痛，可向同侧头部或牙齿放射，鼓膜穿孔后耳痛减轻并有脓性分泌物流出 3. 可伴不同程度的全身症状	急性化脓性中耳炎	1. 耳镜检查可见鼓膜充血、肿胀，正常标志难以辨识，或鼓膜穿孔，脓液流出 2. 耳部触诊乳突区压痛 3. 听力检查多为传导性聋 4. 血象示白细胞高
	1. 病程超过 6~8 周 2. 反复流脓、鼓膜穿孔及听力下降	慢性化脓性中耳炎	1. 听力检查多为传导性聋 2. 颞骨 CT 可见软组织影和骨质破坏

伴随症状	临床特点	考虑疾病	需获取的新证据
耳聋+耳闷+鼓室积液	1. 可有变位性听力改善 2. 耳痛不明显或为隐痛 3. 头部运动、打呵欠或捏鼻鼓气时耳内可出现气过水声 4. 耳闷胀感	分泌性中耳炎	1. 耳镜检查：急性者鼓膜充血、内陷，鼓室积液时鼓膜呈淡黄或琥珀色；慢性者呈灰蓝或乳白色 2. 听力检查示传导性聋 3. CT示中耳系统气腔有不同程度密度增高
听力下降+流感病史+疱疹	1. 耳痛为剧痛 2. 病前有流感病史 3. 鼓膜或邻近外耳道皮肤可见疱疹	大疱性鼓膜炎	耳镜检查可见鼓膜后上方或鼓膜表层一个或多个淡黄色或紫色大疱

2. 外耳疾病：常有不同程度的听力下降、耳鸣、耳痛、眩晕（表35-2）。

表 35-2　外耳疾病

伴随症状	临床特点	考虑疾病	需获取的新证据
听力下降+外耳道可见块状物	1. 听力下降 2. 可有耳鸣、耳痛甚至眩晕 3. 可见耵聍团块	耵聍栓塞	耳镜检查可见外耳道内有棕黑色或黄褐色块状物
听力下降+耳内堵塞感+外耳道白色胆脂瘤团块，可伴有臭味	1. 听力下降、耳内堵塞、耳鸣 2. 外耳道可有臭味 3. 可有外耳道骨质破坏或吸收	外耳道胆脂瘤	1. 耳内镜：外耳道白色胆脂瘤团块 2. 病理可证实
听力下降+异物史	因异物大小种类而异	外耳道异物	耳镜检查可见异物
听力下降+瘙痒	1. 极痒伴烧灼感 2. 多见于婴幼儿 3. 可见小丘疹、小水疱或黄水样分泌物	外耳湿疹	1. 过敏原接触史 2. 查体

3. 感音神经性聋：内耳、听神经或听觉中枢器质性病变均可阻塞声音的感受与分析或影响声音信息传递，由此引起的听力减退或听力丧失称为感音神经性聋。根据病因可分为三类：遗传性聋、非遗传性先天性聋、非遗传性获得性感音神经性聋。其中非遗传性获得性感音神经性聋占临床确诊感音神经性聋的90%以上，其较常见的有突发性聋、梅尼埃病、药物性聋、老年性聋、创伤性聋、病毒或细菌感染性聋、全身疾病相关性聋、自身免疫性内耳病等（表35-3）。

35

耳聋、耳鸣

表35-3　感音神经性聋

伴随症状	临床特点	考虑疾病	需获取的新证据
突然发生听力急剧下降+眩晕、恶心、呕吐	1. 突然发生的非波动性感音神经性听力损失 2. 原因不明 3. 可伴耳鸣 4. 可伴眩晕、恶心、呕吐 5. 单耳发病居多	突发性耳聋	1. 纯音测听示感音神经性聋 2. 声阻抗测听
听力下降+眩晕+反复发作	1. 反复发作伴眩晕 2. 持续20分钟以上 3. 发作2次以上 4. 听觉障碍、耳鸣 5. 耳胀满感 6. 排除其他可引起眩晕的疾病	梅尼埃病	1. 耳镜检查鼓膜无异常 2. 发作期可见眼球震颤 3. 低频听力损失为主
听力下降+耳部疱疹+面瘫	1. 一侧耳部剧痛 2. 耳部疱疹 3. 同侧周围性面瘫 4. 听力和平衡障碍	亨特综合征	1. 病史 2. 查体可见耳部带状疱疹及周围性面瘫 3. 纯音测听示听力下降
双侧高频听力下降+年龄>60岁	1. 双侧逐渐发生高频听力损失 2. 伴高调持续耳鸣	老年性聋	纯音测听示双耳高频听力下降
听力下降+耳毒性药物	1. 以耳聋、耳鸣、眩晕为主 2. 可发生在用药过程中，或停药后数日、数周甚至数月	药物性聋	1. 纯音测听示听力下降 2. 明确的药物史

4. 耳肿瘤：常见的耳肿瘤有外耳道肿瘤、中耳癌、听神经瘤，其中外耳道肿瘤包括外生骨疣、乳头状瘤和耵聍腺肿瘤等（表35-4）。

表35-4　耳肿瘤

伴随症状	临床特点	考虑疾病	需获取的新证据
听力减退+外耳道狭窄或闭锁	1. 局部外伤或炎症及冷水刺激可为诱因 2. 早期无症状，肿瘤大者可致耳痛、耳鸣及听力下降	外耳道外生骨疣	1. 探针触检感质地坚硬 2. CT有助诊断

伴随症状	临床特点	考虑疾病	需获取的新证据
听力障碍＋耳痒、耳胀＋挖耳出血	检查可见外耳道内棕黄色乳头状新生物，多无蒂，基地较广，触之较硬	外耳道乳头状瘤	需经病理学进一步检查确诊
听力下降＋肿物触之易出血，脓血性或血性分泌物	1. 以鳞状细胞癌最常见 2. 外耳道深部及鼓室内有肉芽或息肉样新生物，切除后迅速复发或触之易出血 3. 流脓血性或血性分泌物 4. 乳突根治术腔长期不愈，并有顽固性肉芽生长	中耳癌	1. 外耳道深部及鼓室内有肉芽或息肉样新生物 2. 影像学及病理学检查可明确诊断
听力下降＋耳鸣、眩晕＋患侧面部感觉异常＋颅内高压	伴随瘤体的生长，症状和体征由无到有，由轻渐重，依次出现耳蜗与前庭功能异常，小脑源性运动失调，邻近的脑神经受累颅内压增高，脑干受压等	听神经瘤	1. 纯音测听：以高频下降的感音神经性聋为主 2. 脑干听觉诱发电位：患侧 V 波波峰幅度变小、潜伏期显著延长或消失 3. MRI 增强扫描为敏感可靠的方法

第三步：确诊疾病后治疗方案的选择（表 35-5）

表 35-5　治疗方案

疾病名称	治疗方案
急性化脓性中耳炎	1. 全身治疗：抗生素或其他抗菌药物 2. 局部治疗：①鼓膜穿孔前可用 1% 酚甘油滴耳、1% 麻黄碱滴鼻；②鼓膜穿孔后 3% 过氧化氢彻底清洗，并用抗生素水溶液滴耳 3. 病因治疗
慢性化脓性中耳炎	1. 病因治疗 2. 局部治疗：包括药物治疗和手术治疗
分泌性中耳炎	1. 非手术治疗：包括抗生素和麻黄碱点鼻等 2. 手术治疗：如鼓膜穿刺抽液、鼓膜切开术、鼓膜置管术等
大疱性鼓膜炎	1. 抗病毒 2. 可服用镇痛或镇静剂 3. 抗生素预防感染

35
耳聋、耳鸣

续　表

疾病名称	治疗方案
耵聍栓塞	1. 可活动，未完全阻塞外耳道者用枪状镊或耵聍钩取出 2. 难以取出者先滴 5% 碳酸氢钠，每日 4~6 次，待软化后吸出
外耳道胆脂瘤	1. 无感染较易取出者，取出方法同耵聍取出术 2. 合并感染者控制感染 3. 取出困难者全麻及显微镜下手术取出
外耳道异物	1. 较易取出者用耵聍钩或镊子或冲洗方法取出 2. 异物较大嵌顿者局麻或全麻下取出 3. 继发感染者应先抗炎治疗
外耳湿疹	1. 去除病因，避免致病因素 2. 忌用肥皂水或热水清洗，严禁抓痒 3. 渗出多者可用硼酸酒精湿敷 4. 全身治疗可用抗过敏药、口服大量维生素 C 等
突发性耳聋 梅尼埃病 老年性耳聋	1. 营养神经类药物、血管扩张剂、血栓溶解类药物 2. 高压氧疗法 3. 佩戴助听器等
亨特综合征	1. 抗病毒治疗 2. 营养神经类药物、血管扩张剂、血栓溶解类药物 3. 针灸疗法
药物性耳聋	1. 及时停用耳毒性药物 2. 营养神经类药物、血管扩张剂等 3. 佩戴助听器
外耳道外生骨疣	1. 无症状者无需治疗 2. 有症状者转上级医院手术
外耳道乳头状瘤 中耳癌 听神经瘤	转上级医院手术

第四步：转院指征

①怀疑肿瘤性疾病。②病变波及颅内，出现神经系统症状，或病人一般情况差。

（张海中）